DU CLASSEMENT

DES

ÉTABLISSEMENTS

HOSPITALIERS

PAR

Le Dr G. DROUINEAU

INSPECTEUR GÉNÉRAL DES ÉTABLISSEMENTS DE BIENFAISANCE

PARIS

G. MASSON, ÉDITEUR

LIBRAIRE DE L'ACADÉMIE DE MÉDECINE

120, Boulevard Saint-Germain (en face l'Ecole de Médecine)

1889

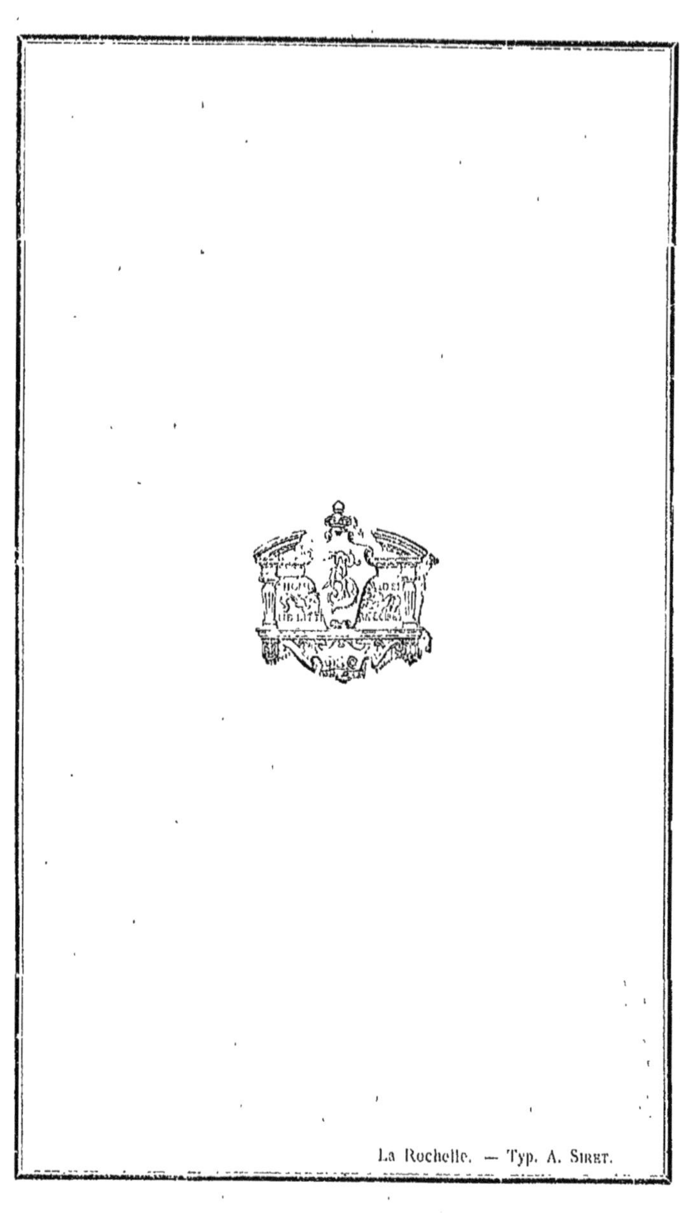

La Rochelle. — Typ. A. SIRET.

DU CLASSEMENT

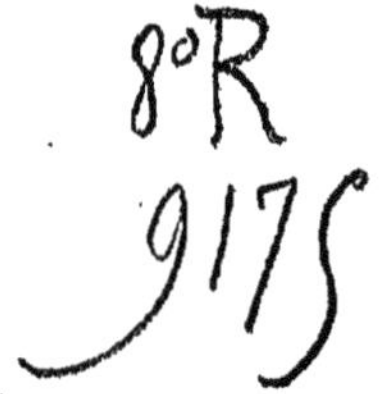

DES

ÉTABLISSEMENTS HOSPITALIERS

PRINCIPALES PUBLICATIONS

DU MÊME AUTEUR

ASSISTANCE. — Lettres sur l'Assistance publique. — Broch. La Rochelle. — Siret. — 1874.

— Notice sur le cours d'accouchement du département de la Charente-Inférieure. — Broch. La Rochelle. — Siret. — 1874.

— Notice sur la protection des enfants du premier âge. — Broch. La Rochelle. — Siret. — 1874.

— De l'Assistance aux filles mères et aux enfants abandonnés. — Broch. — Paris. — G. Masson. — 1878.

HYGIÈNE. — Guide médical et hygiénique des baigneurs aux plages de l'Ouest — 1 vol. in-12. — Paris. — Victor Masson. — 1869.

— Des Conseils d'hygiène et de salubrité. — Révision du décret organique. — Projet d'organisation. — Broch. La Rochelle. — 1872.

— De l'Institution des registres de vaccination. — Broch. La Rochelle. — Mareschal. — 1874.

— De l'importance de l'hygiène scolaire. — Broch. — 1878.

— L'Hygiène et les Microbes. — Broch. — 1885.

— L'Hygiène et la Mode. — Broch. — 1886.

— Etude d'Hygiène locale. — Broch. — 1888.

— Des autorisations temporaires. — Broch. — 1884.

— Hygiène des ouvriers dans les professions à poussières. — 1884.

— Des établissements classés antérieurs à 1810. — 1887

— De l'observation météorologique au point de vue du climat en France (Extrait de la Revue d'Hygiène). — Broch. — Paris. — G. Masson. — 1880.

— Des conditions sanitaires des ouvriers des grands chantiers. — Paris. — G. Masson — 1881.

— De l'organisation départementale de la médecine publique. — Paris. — G. Masson. — 1882.

DU CLASSEMENT

DES

ÉTABLISSEMENTS

HOSPITALIERS

PAR

Le Dr G. DROUINEAU

INSPECTEUR GÉNÉRAL DES ÉTABLISSEMENTS DE BIENFAISANCE

PARIS

G. MASSON, ÉDITEUR

LIBRAIRE DE L'ACADÉMIE DE MÉDECINE

120, Boulevard Saint-Germain (en face l'Ecole de Médecine)

—

1889

La Rochelle, typ. A. SIRET.

DU
CLASSEMENT DES ÉTABLISSEMENTS
HOSPITALIERS

———

Une récente brochure du Dr Lardier, de Rambervillers, ayant pour titre : « *Les Indigents ruraux à l'hôpital* » fournirait à elle seule l'occasion d'expliquer ou de discuter le vrai rôle de l'hôpital dans l'assistance rurale et le sujet est assez intéressant par lui-même pour mériter une minutieuse étude.

Mais il redouble encore d'attrait par ce fait que l'organisation de la médecine gratuite dans les campagnes a été soumise à l'examen du Conseil supérieur de l'assistance publique et que ses principales conditions en ont été tracées par cette haute assemblée. La question a donc à la fois un caractère général et d'actualité. C'est le moment favorable de saisir l'opinion, soit d'idées nouvelles, soit de faits précis, afin que la lumière se fasse, la discussion s'ouvre et que les progrès s'accomplissent.

Nous dirons d'abord un mot du travail du Dr Lar-

dier. Notre confrère des Vosges montre très claire-
ment qu'avec une organisation sanitaire satisfaisante
pour l'assistance médicale à domicile, il faut encore
une assistance hospitalière répondant aux cas chirurgicaux graves, aux maladies longues, à certaines
affections contagieuses. Il prouve également que le
paysan n'est pas aussi rebelle qu'on le suppose à
l'idée d'hôpital et enfin il arrive à citer comme un
modèle à suivre, le syndicat du canton de Vervins
qui a donné aux indigents des communes dont il
est formé, le bénéfice de l'assistance complète, à domicile et hospitalière, à l'aide d'une contribution
volontaire de 1 fr. 50 pour cent des recettes brutes
de chaque commune.

Je ne veux pas examiner le procédé économique
et financier employé par le syndicat de Vervins,
cela serait hors de mon sujet et m'entraînerait sur
un terrain trop spécial. Je ne prends et ne retiens
en ce moment que le fait, signalé par notre confrère,
d'une organisation d'assistance rurale ayant prévu
l'assistance hospitalière et en assurant le fonctionnement. Que cet exemple soit suivi par d'autres
cantons ou d'autres syndicats, qu'il se généralise,
et, *ipso facto*, sans même que des lois aient décrété
les règles générales de l'assistance, et, d'un commun accord entre les syndicats, ou plus étroitement,
entre les communes et les Commissions administratives hospitalières, s'établiront des conventions nou-

velles et particulières pour assurer ce besoin et l'assistance hospitalière acquerra une importance plus grande. En même temps, grâce à cette entente, prendrait fin la lutte actuellement existante et si préjudiciable à l'extension du secours hospitalier, d'une part, entre la ville, possédant un hôpital, défendant ses intérêts financiers, et d'autre part, les communes n'acceptant pas la responsabilité des frais.

L'idée du syndicat de Vervins, patronée par le Dr Lardier, peut faire du chemin et on peut supposer, ce qui n'est pas invraisemblable, l'accord fait sur ce point entre les communes et les Commissions administratives, les prix de journée débattus, et les malades indigents des campagnes pouvant donc, avec le certificat du médecin et le visa du maire ou du président du comité d'assistance, être dirigés sur l'hôpital.

En présence de cette hypothèse, très acceptable, et des conditions nouvelles qui en découlent, on peut se demander ce que sera ce secours hospitalier par rapport aux établissements existants.

J'admets, on le voit, tout d'abord, l'assistance organisée librement dans le département avec des ressources consenties par les communes. C'est un idéal qu'il n'est pas défendu de concevoir, surtout à notre époque où les idées d'association fermentent et peuvent prendre assez vite une force et une énergie considérables. Je conçois tout ce qu'aurait d'heureux ce mouvement spontané d'assistance publique et, loin d'y vouloir porter la moindre atteinte, je pense qu'il le faudrait encourager. Mais, si bien imaginée soit elle, cette assistance, réglant les conditions de secours pour un nombre déterminé de participants, laissera forcément derrière elle une foule énorme de besoins qu'elle n'aura pas à satisfaire et qui ne peuvent dispenser le département et l'Etat de l'étude de la question et même de leur intervention sous une forme quelconque.

Disons mieux, le premier pas en cette matière est fait, puisque dans l'examen de l'assistance médicale dans les campagnes, le Conseil supérieur a posé les principes de l'assistance *obligatoire* pour les communes, le département, l'Etat et établi les conditions du domicile de secours dans les différents cas.

Il n'est donc pas possible de s'arrêter à la seule hypothèse du secours hospitalier, spontanément organisé par des syndicats, il faut l'envisager aussi avec les prévisions du Conseil supérieur. C'est dans ces conditions nouvelles et générales qu'il convient d'examiner, comme je le disais, le rôle de nos établissements hospitaliers actuels.

DU SECOURS HOSPITALIER

M. le Dr Lardier a très bien fixé les cas ou l'hôpital s'impose aux indigents ruraux. Toutes les affections ne peuvent pas se prêter au secours de l'assistance à domicile, cela est évident; la pratique le démontre chaque jour et il y a des milieux ruraux, surtout là où l'indigence est maîtresse du logis, où quelle que soit la valeur du secours, il est impuissant et même devient funeste. Je n'énumère pas, quant à présent, ces cas, cela est même inutile ; le fait est, en soi, patent, indiscutable. Le secours hospitalier s'impose. Or, la règle que seront tentés de suivre, soit les communes isolément, soit les syndicats organisés, soit les comités d'assistance, sera celle actuellement en vigueur et qu'au reste, formule la loi de 1851 — *le malade est dirigé sur l'hôpital le plus voisin.*

Je voudrais montrer que cette règle absolument logique en dehors de toute assistance organisée et ayant pour but de soustraire le plus promptement possible un malade à l'abandon — personne n'ayant l'obligation de l'assister — et de le placer ainsi dans un milieu secourable, n'a plus autant sa raison d'être avec une organisation basée surtout sur une assistance à domicile, aussi complète que possible, et ne mettant en œuvre le secours hospitalier qu'à la dernière limite.

On peut aussi justifier cette mesure par des raisons diverses, de sentiment, de commodité, d'urgence et il semble vraiment que ce soit la chose la plus naturelle du monde.

Mais, voyons un peu, si tel est bien toujours le cas, en présence d'une assistance hospitalière complémentaire de celle à domicile et pesons la valeur des raisons invoquées.

Un indigent rural transporté, hors de son domicile, dans un hôpital, pour y recevoir des soins qui ne peuvent pas lui être donnés dans sa famille ou dans sa commune, peut-il bien faire valoir les considérations de sentiment qui sont la justification, la raison d'être du secours à domicile et lui donnent tant de valeur ? Il ne peut plus être avec les siens, entouré de leur affection et de leurs soins. En acceptant le bénéfice de l'hôpital, il consent à sacrifier, pour le temps de son traitement, toutes les tendresses et les joies du foyer. Que l'hôpital soit voisin ou éloigné, la séparation est la même, et là où est l'indigence,

il n'est plus qustion de ces mille petites douceurs
que les parents apportent, par tradition plus que par
besoin , à l'hospitalisé. En même temps , à la campagne surtout, l'obstacle le plus grand aux déplace-
ments et aux visites , c'est le travail quotidien des
grands et des petits, des femmes et des enfants pour
subvenir aux besoins de tous les jours, aux exigences
de la vie matérielle, et qui les rivent, esclaves de la
misère, au sol et à la maison.

Cette séparation est le grand obstacle à vaincre
pour faire accepter le bénéfice de l'assistance hospitalière ; cette même idée anime tous les malheureux
à quelque milieu qu'ils appartiennent, ville ou campagne , au moment où la nécessité vient leur faire
une loi rigoureuse de frapper à la porte de l'hôpital.
Ce sentiment , respectable entre tous , est donc général et cela même lui enlève sa valeur, car partout
aussi la raison vient le combattre et en triompher.
A la campagne, c'était plus encore, disait-on; c'était
l'hôpital lui-même, éloigné ou rapproché, qu'on re-
doutait et en vérité, peut-être la raison de sentiment
s'effaçait-elle devant cette répulsion plus instinctive
que motivée. Mais, nous dit le Dr Lardier: « J'atteste
qu'un grand progrès a été réalisé de ce côté. Les
gens de la campagne n'ont plus cette invincible répugnance que leur avaient léguée leurs aïeux. *L'hôpital*
n'est plus pour eux le lieu d'élection des mendiants,
des criminels. Il est incontestable que l'obligation du

service militaire a modifié sur ce point sensiblement l'esprit de nos campagnes. » Voilà donc encore du chemin fait. La résolution une fois prise, l'exhortation et le conseil du médecin, l'intérêt primordial de la guérison à obtenir, tout cela pèsera plus que le choix de l'hôpital qui ne sera alors que d'un intérêt secondaire pour le malade et il se laissera facilement guider, sur ce point, par ceux qui auront une influence sur lui, surtout ceux représentant l'assistance.

Faut-il invoquer la raison de commodité ? Il est certain que l'éloignement augmente, soit les frais, soit les difficultés du transfert. Cela était surtout à considérer à une époque où les communications étaient difficiles et les chemins souvent impraticables; mais, depuis 1851, les moyens de transport se sont multipliés à la campagne; la viabilité en général a singulièrement changé, et, aller seulement à la ville voisine, ce qui paraissait autrefois difficile, ne l'est guère, à l'heure présente où dans toutes les communes, dans toutes les fermes, on trouve des véhicules commodes, confortables même, sillonnant les routes; enfin, presque sur tous les points du territoire d'un département on est à proximité d'une station de chemin de fer local ou autre.

Sans doute, encore, le législateur de 1851 avait eu dans sa pensée, le cas urgent et la promptitude du secours et l'hôpital le plus voisin répondait à son idée.

Je ne crois pas cette préoccupation aussi justifiée de nos jours, puisque la rapidité des transports et leur commodité ne font plus question, mais, en somme, l'urgence et la promptitude du secours sont des choses dont l'appréciation relève surtout du médecin et il n'est pas bon d'en faire une application banale. C'est une mesure d'exception à laquelle on peut donner satisfaction de différente manière et sur laquelle nous reviendrons.

Ces différentes raisons n'ont donc, en réalité, qu'une valeur bien secondaire et ne sauraient faire, de l'hôpital le plus voisin, l'établissement hospitalier absolument nécessaire ; mais, dût-on pourtant leur accorder encore quelque poids, il est d'autres considérations qui relèvent du secours hospitalier lui-même et qu'il faut invoquer aussi, car elles ont, à mon avis, une grande force contre la formule un peu banale de *l'hôpital le plus voisin.*

L'hôpital n'est pas, en effet, une entité bien définie, conçue et établie partout de la même manière. Il suffit d'avoir parcouru quelques départements ou même un seul pour avoir une opinion ferme sur ce point. C'est dans les villes généralement, quelquefois dans des chefs-lieux de canton qu'on trouve un hôpital ; suivant l'importance des villes, ils varient ; il en est de considérables ; d'autres plus modestes ; et, parmi ceux-ci, beaucoup, à la fois hôpital et hospices, sont médiocres par leurs installations, leurs ressources et n'ont que des moyens d'action précaires. Quelque différents qu'ils soient, ils portent tous, inscrit au fronton de leur porte, le même nom : Hopital. C'est l'asile ouvert à ceux qui souffrent, qu'un accident vient de terrasser, c'est la ressource suprême des déshérités et des misérables, c'est le dernier espoir de ceux qui ont tout sacrifié à des traitements longs et inutiles. Etiquette uniforme sur des vases renfermant des essences diverses. Erreur souvent.

L'assistance médicale organisée dans les villes et les campagnes ne peut pas s'accommoder de cette erreur ; elle serait, au contraire, la première à en souffrir. M. Lardier a pris soin de faire remarquer que le secours hospitalier pour les indigents ruraux ne comporte pas seulement les cas urgents, l'accident sur la voie publique. Il y a encore autre chose. C'est le malade indigent, domicilié dans la commune, ayant besoin d'une opération impraticable chez lui, urgente ou non, ou réclamant des soins que son installation ne lui permet pas, comme dans certaines affections de la peau, par exemple, ou bien encore ayant une maladie qui s'accommoderait surtout du secours de quelque spécialité. Dans la campagne, quelque distingués que soient les praticiens acceptant le pénible métier de soigner indistinctement toutes les maladies, il leur est impossible d'avoir l'outillage complet de la médecine et de la chirurgie de nos jours, le maniement de tous les instruments de recherche et l'habileté qui résulte d'un emploi fréquent des appareils. Il leur faut, pour la condition même de leur pratique, à travers tous les chemins, par tous les temps, dans des demeures dépourvues de tout, ayant à lutter contre mille difficultés matérielles et morales, dégager l'exercice professionnel de tout ce qui est incompatible avec leur vie errante et mouvementée. La pratique rurale, pour être possible, doit se simplifier ou devenir souvent ingénieuse, et par cela même, dans bien des cas, elle peut être insuffisante, et là où l'indigence empêche le recours à des confrères mieux pourvus, l'hôpital s'impose comme une nécessité.

Il doit donc offrir dans tous ces cas ce qui faisait défaut au praticien dans les conditions ordinaires de la pratique rurale et de l'assistance à domicile. C'est là une obligation *minima* à laquelle un établissement hospitalier prenant l'engagement et la responsabilité du traitement des malades indigents ruraux doit se soumettre.

Sur ce point, je crois qu'il convient de ne se faire aucune illusion. Dussions-nous entrer dans quelques détails, allons un peu au fond de la question et au besoin prenons quelques exemples, cela en vaut la peine.

M. le Dr Lardier dit ceci : « Si jamais vous avez une fracture du bassin où trouverez-vous, si ce n'est à l'hôpital, la gouttière de Bonnet nécessaire ? » Il est, en effet, certain qu'en présence de traumatismes tels que des fractures des vertèbres, du bassin, cet appareil est inappréciable comme emploi. Mais à ce fait, j'oppose un argument tiré de la pratique hospitalière. Croyez-vous que pour répondre à des cas semblables qui peuvent atteindre un enfant, un adulte, une femme, c'est-à-dire des personnes d'âge et de force différentes, *une* gouttière va suffire ? Non, cela est évident, et de ce fait seul, voilà un outillage qui pour répondre à ce qu'on en attend, doit être dans un établissement hospitalier assez varié pour satisfaire aux divers besoins. Pensez-vous qu'il y soit ? Mais il y a encore bien d'autres cas de ce genre. Les malades graves, subissant un séjour au lit prolongé, sont sujets à des escharres, nécessitent des soins de propreté difficiles et réclament souvent l'emploi d'appareils spéciaux. Il faut les avoir. Y sont-ils ? Les maladies des femmes qu'il est si difficile de traiter dans la pratique rurale et qui demandent parfois des traitements longs et sérieux ont aussi un outillage particulier. Les affections qui réclament des examens, tels que l'ophthalmoscopie, l'otoscopie, la laryngoscopie, etc., veulent encore dans les établissements hospitaliers, outre les instruments, des dispositions particulières pour que ces explorations soient faciles et complètes. Tout cela y est-il ? Je pourrais multiplier ces exemples et passer en revue l'électricité, l'hydrothérapie, les bains, etc. Mais, c'est, au demeurant, inutile ; ces seules indications suffisent pour montrer que si le praticien rural ne peut, en fait d'assistance médicale, poursuivre dans des cas déterminés, le traitement d'un malade, par défaut de ressources, d'outillage instrumental ou d'installation thérapeutique, il doit, avant tout, être assuré que le malade qu'il confie à l'assistance hospitalière, va trouver là, ce que lui, praticien, ne peut lui donner.

Là surtout, il ne doit pas y avoir de mécomptes. Or, bien des Commissions administratives seraient actuellement embarrassées si on leur posait cette question : « Etes-vous en mesure de soigner les indigents ruraux, quelle que soit la maladie dont ils sont atteints? Avez-vous les appareils nécessaires, les installations convenables, un personnel suffisant, etc.? Quelques-unes répondraient sans doute franchement: « Non ! Nous ne sommes que de petits hôpitaux, peu riches et nous ne pouvons faire que très modestement les choses; adressez-vous à l'hôpital de la ville voisine qui est *probablement* organisé comme vous l'entendez. » D'autres, laisseraient peut-être croire qu'il ne leur manque rien, appelant une installation balnéaire et hydrothérapique, une salle renfermant deux baignoires et un petit appareil à douche, plus ou moins détérioré, résultat d'une libéralité faite il y a plusieurs années, appelant encore les appareils nécessaires à l'électricité une bobine inservable, ou ceux indispensables à la chirurgie une boîte de la marine, don d'un médecin, ou même une boîte d'amputation, toute neuve, sortie des ateliers de nos fabricants. Et ainsi du reste. Sans offenser personne, et ʾacceptant fort bien qu'il se puisse commettre des erreurs de très bonne foi, les affirmations mêmes seraient à vérifier.

C'est qu'en fait, et sur ce point, il ne saurait y y avoir de doute pour ceux qui connaissent la pratique hospitalière et l'ont vue de près, dans la plupart de nos hôpitaux de médiocre importance, l'outillage et les installations ne sont pas à la hauteur de la mission que les hôpitaux devraient être appelés à remplir et ce n'est absolument que dans les grandes villes qu'on trouve réunis tous les éléme.ts d'une pratique hospitalière irréprochable.

L'assistance hospitalière, dans sa forme actuelle, n'est donc pas, à mon avis, en mesure de répondre aux besoins de l'assistance médicale telle qu'elle résulte d'une organisation sanitaire bien comprise, s'étendant à l'assistance rurale et urbaine, ainsi que des progrès scientifiques de notre époque. Peut-elle se modifier et répondre à ce besoin ? Ici encore, je fais des réserves. Nos petits hôpitaux n'ont pas, d'abord, les ressources nécessaires en argent pour faire les installations convenables et les dépenses de matériel. Il leur faudrait en appeler à des subventions extraordinaires, lourdes pour les budgets des petites villes qui les possèdent et il n'est pas supposable qu'elles acceptent ce sacrifice. Les prix de journée des indigents ruraux malades, quelque bien défendus soient-ils par les commissions, ne peuvent être assez rémunérateurs pour être une compensation à de pareils déboursés. Cela est de toute évidence. L'argument financier est déjà décisif ; mais bien d'autres s'y ajoutent encore.

Et le personnel, non-seulement médical, mais auxiliaire, où est-il ? On sait ce que sont en général, ces aides, infirmiers et infirmières de nos hôpitaux, des fugitifs allant d'une ville à l'autre, d'abord malades, puis infirmiers, n'ayant aucune notion de ce qu'ils ont à faire, et n'exerçant ce métier que faute de ressources. Ils sont à peine payés et le fussent-ils mieux, ils seraient encore rares et médiocres et fuiraient les petits établissements. Ce personnel auxiliaire, déjà si défectueux, si difficile à recruter, à peine suffisant dans les hôpitaux de quelque valeur, serait insuffisant dans tous nos petits hôpitaux où les malades sont pourtant en nombre restreint et où les vieillards forment la majeure partie du personnel hospitalisé et bien plus encore si la part faite aux malades devenait plus importante.

Je ne veux pas parler du personnel médical, il est délicat de le mettre en question ; aussi je ne veux, qu'incidemment faire observer, que dans les petites villes, les chefs-lieux de canton, le corps médical est en général peu nombreux, restreint ; par la force des choses, les médecins sont appelés à s'éloigner de l'agglomération habitée et font nécessairement des absences quotidiennes prolongées et dans ces cas, absolument habituels pour eux, ne laissent pas derrière eux, des suppléants ou des adjoints susceptibles de pouvoir, si la circonstance l'exige, parer à un imprévu ou à un besoin immédiat. Le personnel médical est donc restreint, par raison d'argent quelquefois, le plus souvent, raison meilleure, par insuffisance numérique et un seul praticien peut avoir la charge entière et être en demeure d'avoir à pratiquer une grande opération. Situation déplorable à tous les points de vue.

Voilà donc, sans m'attarder trop longtemps à multiplier les exemples et à entasser les arguments, bien des raisons pour montrer qu'actuellement, nos établissements hospitaliers ne sont pas tous *également* aptes à remplir d'une manière absolument satisfaisante la mission que leur assigne l'organisation de l'assistance médicale dans les campagnes. Je ne pense pas que ce fait puisse être contesté et qu'on puisse tenter la preuve contraire.

D'accord, sur ce point, une conclusion en découle, logique et immédiate ; à savoir, qu'il faut, connaissant les ressources en installation et en matériel des hôpitaux de chaque département, leurs conditions financières, la valeur et le nombre du personnel, faire un classement rigoureux et méthodique des établissements hospitaliers et indiquer quelle part ils doivent prendre à l'assistance.

Ce classement est-il facile et comment doit-on le comprendre ? C'est ce que nous allons examiner.

CLASSEMENT DES HOPITAUX

Si l'on veut bien songer que tout se résume, en matière d'assistance publique, à des questions financières et qu'il n'est par conséquent pas permis, à moins de rester dans le domaine des rêveries, de mettre de côté cet élément essentiel de la question, on accordera qu'il nous faut penser aussi aux dépenses qui incomberont à l'assistance hospitalière pour la mettre en mesure de répondre aux services plus étendus qu'une organisation nouvelle attend d'elle.

Il n'y a que trois budgets à mettre en cause, celui des communes, du département et de l'Etat. Notons, en effet, que les combinaisons du genre de celle de Vervins, les syndicats des communes constituant une caisse de secours, sont toujours des ressources communales. Ces trois budgets sont donc seuls appelés à concourir à la réforme hospitalière et la raison impérieuse de ce concours multiple est que, dans les idées actuelles, dans les projets déjà formulés par le Conseil supérieur de l'assistance et le gouvernement, le domicile de secours est communal, départemental et national. Cette répartition fort équitable, donnera des ressources nouvelles, cela va de soi, mais non pas illimitées ; car si le contribuable accepte comme juste, l'idée qu'une part de ses impôts soit appliquée à soulager les malades et à abréger, autant que possible, la perte de travail que la maladie fait subir à la collectivité sociale, il ne pensera pas cependant que son sacrifice aille au-delà du nécessaire et doive dépasser d'équitables proportions. Ce sont donc des ressources fort limitées dont disposera le budget de l'assistance publique et il faut cependant avec elles pouvoir produire le maximum d'effet utile.

La première condition n'est pas d'émietter ce budget dans chaque établissement hospitalier, petit ou grand, selon une répartition plus ou moins juste, afin que chacun ait sa part du gâteau. Cet éparpillement des ressources ne serait pas un avantage pour l'assistance publique, car il servirait dans bien des circonstances à faire non pas bien, mais seulement un peu moins médiocre, ce qui n'est pas assez.

HOPITAL DÉPARTEMENTAL

—

Le premier point, à mon avis, essentiel, est d'avoir dans chaque département, au moins, un établissement hospitalier, absolument à la hauteur de la mission qu'il doit remplir, largement pourvu en installations, en matériel, possédant un personnel éprouvé et digne de la confiance générale, capable de vaincre toutes les difficultés de la pratique hospitalière. Cet hôpital prendrait le titre de *Départemental*.

Cette appellation se justifierait le plus ordinairement par le fait que c'est dans les villes, chefs-lieux de département, qu'on trouve l'agglomération la plus considérable, le plus de ressources de toute nature, les établissements les mieux pourvus, les mieux dotés et pour lesquels les villes fassent elles-mêmes le plus de sacrifices. Ce serait donc la qualité de la ville, chef-lieu du département, qui expliquerait le titre de l'hôpital bien plus que toute autre raison ; l'administration n'en étant en rien modifiée, et le département n'entrant d'aucune manière dans la gestion économique et administrative de l'établissement.

Mais de ce que dans la très grande majorité des cas, l'hôpital départemental sera l'hôpital du chef-lieu, il n'est pas impossible qu'un autre hôpital du département soit vraiment mieux aménagé , mieux pourvu que l'hôpital du chef-lieu et reçoive cette qualité spéciale de départemental, tandis que celui du chef-lieu en serait privée ; de même encore, il se peut que dans le même département, plusieurs villes aient une population nombreuse , de grandes ressources, de magnifiques établissements hospitaliers , un personnel médical d'élite et, dans ce cas, les hôpitaux recevraient d'égale façon le titre de départementaux. Pour ne citer qu'un exemple , le département de la Seine-Inférieure possède deux centres : le Havre, Rouen, qui sont également bien dotés au point de vue de l'assistance et leurs superbes établissements hospitaliers auraient les mêmes droits à porter le titre d'hôpitaux départementaux.

C'en est assez , je crois , pour bien comprendre que cette qualification s'applique à une catégorie d'établissements de première classe, si l'on veut, mais ne comporte aucune exclusion ; si dans un département , plusieurs établissements réunissent toutes les conditions reconnues nécessaires et indispensables pour figurer dans cette catégorie , ces divers établissements seront sur le même pied et jouiront des mêmes privilèges et attributions.

Parmi ces attributions, une me paraît utile à mentionner, car elle contribue également à justifier cette épithète de départemental. C'est que l'établissement ainsi qualifié peut servir à l'*usage départemental,* c'est-à-dire que tout indigent ayant besoin du secours hospitalier peut être dirigé directement sur l'hôpital départemental , celui-ci ayant d'autre part réglé les conditions de cette admission, c'est-à-dire le prix de journée, dû, dans ce cas, soit par la commune, soit par le bureau d'assistance.

Cette condition s'explique d'autant mieux que l'hôpital départemental étant, dans ma pensée, le mieux outillé et le mieux pourvu, sera, par la force même des choses, celui auquel on s'adressera de préférence, non plus pour les choses urgentes, pour les opérations de nécessité , mais pour les affections réclamant des traitements spéciaux ou la main exercée d'un opérateur habile. Je suppose qu'un indigent ait une cataracte , une vieille fistule urinaire , un calcul vésical , ou bien qu'une femme ait un kyste ovarique, un cancer utérin , etc. , c'est dans des cas de ce genre, et ils sont même assez nombreux, que l'utilité de l'hôpital départemental apparaît et que l'on conçoit qu'il soit appelé à donner à tous les indigents du département les bénéfices du secours large et complet.

L'étendue du secours pour l'hôpital départemental est donc le département. La dénomination répond bien à sa mission et elle est à tous égards justifiée.

HOPITAUX SUBVENTIONNÉS

Après cette première catégorie qui ne peut comprendre, en réalité, qu'un ou deux établissements par département, il faut en faire une autre renfermant les établissements d'une importance moindre, mais cependant susceptibles encore, soit par leur situation, leurs installations, l'étendue de la ville, d'être utilisés pour les besoins généraux de l'assistance. On rencontre évidemment dans les chefs-lieux d'arrondissement, non pas toujours, mais parfois des hôpitaux qui sont dans ce cas. Ces hôpitaux peuvent étendre leur action à plus d'un arrondissement et admettre les indigents malades ou blessés, dans les cas sérieux, au même titre que les hôpitaux départementaux si tout justifie la possibilité de l'assistance, ou bien en se restreignant à des cas moins graves et ne réclamant qu'une intervention plus facile s'ils sont un peu petitement installés. Les hôpitaux des chefs-lieux d'arrondissement qui représentent un grand nombre d'hôpitaux de villes de province sont ceux qui appellent le plus l'attention au point de vue du classement.

Les uns auront la prétention d'être des hôpitaux importants et complets et chercheront à la justifier pour demeurer sur le même pied d'influence que l'hôpital départemental ; les autres seront plus modestes, et eussent-ils des velléités de grandeur, ils ne pourront pas, étant donnée leur insuffisance bien constatée, masquer leurs faiblesses ; quelques-uns enfin, n'auront pas d'autre ambition que de rester au dernier rang, soit par pénurie, soit par indifférence.

Il sera donc nécessaire d'établir entre eux une distinction. Je les diviserais volontiers en deux classes ; la première comprenant les hôpitaux subventionnés, la seconde les hôpitaux non subventionnés. Cette appellation demande aussi sa justification. Je la fonde sur l'attribution que j'ai donnée à l'hôpital départemental et que je réserve aussi à l'hôpital d'arrondissement important. Je veux parler de l'action budgétaire pour les indigents malades ayant le domicile de secours départemental ou national.

Bien que le département puisse à son gré, par des subventions facultatives, venir en aide aux divers établissements d'assistance, je pense, qu'on peut, en dehors de ces largesses absolument dépendantes des Conseils généraux et des ressources budgétaires, considérer comme une sorte de subvention, le contrat par lequel le département s'engagera vis-à-vis de certains établissements à payer le prix de journée des assistés ayant acquis le domicile de secours départemental. Devenu légal, le secours départemental ne donne plus au Conseil général le droit de décréter dans quelle mesure et de quelle façon les indigents départementaux seront soignés ; le contrôle des dépenses reste évidemment à l'assemblée départementale, mais l'exécution est obligatoire pour l'administration et elle doit l'assurer en prenant à la fois l'intérêt du malade et celui de l'administration départementale. Dans ces conditions, il ne peut être question de faire une part égale à chacun , cette égalité distributive n'a pas, nous l'avons dit, sa raison d'être ; quant à l'indigent , il ne peut être libre de choisir son mode de secours, c'est à celui qui paye, le département, à lui spécifier les hôpitaux qui lui sont ouverts. Puis , il y a un intérêt particulier à ne pas disséminer les indigents de cette catégorie dans quantité d'établisements, où ils s'éterniseraient facilement et où on pourrait les surveiller moins. Il faut , au contraire , qu'ils soient assez près de l'autorité départementale , assez à sa main pour que les abus de l'assistance soient évités. Le meilleur moyen pour y arriver est encore de les réserver à un petit nombre d'établissements ; et, ce n'est pas les mal traiter que de leur attribuer les hôpitaux les mieux aménagés , mais c'est aussi bien pour qu'ils aient, eux, une assistance prompte et efficace que pour la rendre plus économique au département en l'abrégeant autant que possible.

Mais on objectera les cas urgents, la nécessité de recourir souvent à l'hôpital le plus voisin ! Avec les indigents départementaux ou nationaux, je crois que ce ne sera pas précisément la règle.

Ces indigents sont, pour la plupart, des nomades, et viennent eux-mêmes frapper à la porte de l'hôpital et n'offrent guère, dans ces conditions, l'urgence dont il est question. Si l'hôpital où ils frapperont n'est ni départemental, ni subventionné, ils seront renvoyés vers l'hôpital qui leur est destiné et si, par hasard, leur état maladif exigeait un transfert immédiat, il n'est guère de chefs-lieux d'arrondissement qui ne soient reliés entre eux par une voie ferrée et un léger secours de route leur permettrait d'avoir accès à l'hôpital subventionné le plus voisin.

Pour les cas urgents, tels qu'un accident surprenant un indigent domicilié dans une commune, mais n'ayant pas acquis le secours communal et bénéficiant du secours départemental, le médecin de l'assistance sera juge de l'opportunité du transfert immédiat à l'hôpital subventionné ou bien à l'hospice rural le plus rapproché. Dans ce cas le maire établira sur le visa du billet d'admission la qualité du secours pour que la commission administrative de l'hôpital qui le recevra agisse en connaissance de cause et ne l'attribue pas à la commune qui aura pris l'initiative du transfert.

Ces cas doivent être extrêmement rares et je l'explique en disant qu'il ne faut pas se faire une idée fausse de ce qu'est la chirurgie d'urgence et se payer trop

facilement de mots vagues et d'allégations indécises.
On ne coupe pas un membre comme cela, tout d'un
coup, cela va de soi, dès qu'un accident arrive. Le
médecin est appelé, examine, voit les désordres,
arrête le sang, juge la gravité de la blessure, l'état
général du blessé, fait un premier pansement, applique un appareil provisoire et décide, après ré-
flexion, de la nature et de l'urgence de l'intervention.
Tout cela se pratique non pas sur le lieu de l'accident, mais le plus souvent dans l'habitation accessible, la plus propice, ou si l'hôpital est à quelques
centaines de mètres, à l'hôpital. Mais ce malade a
un domicile et après ce premier pansement, c'est là
qu'on le conduit, quelquefois même avant tout
pansement. Un blessé quel qu'il soit ne demeure pas
sur la voie publique, cela est évident. L'urgence du
premier secours est indispensable et c'est pour cela
qu'il serait si désirable de voir chaque commune
pourvue d'une *maison de secours*, asile provisoire des
blessés, munie des choses nécessaires aux secours
d'urgence, aux pansements usuels, et pouvant en
même temps servir de maison de distribution en
nature aux indigents communaux. L'urgence de
l'intervention chirurgicale ne devient certaine qu'après
l'arrivée de l'homme de l'art; il juge le cas, les
ressources dont il dispose, les circonstances accessoires qui vont déterminer son jugement et prononce.
S'il peut et doit agir, il agit, si non, il installe son

blessé de telle manière qu'il puisse sans inconvénient être transporté et préside à ce transfert. Fait-on autrement, tous les jours, dans les accidents de toute nature qui se produisent dans les ateliers, dans les grands travaux publics souvent éloignés des villes et des centres hospitaliers.

Ce qui fait défaut le plus souvent, c'est le moyen de transport et c'est là un des côtés de l'assistance pratique qu'il faudrait améliorer, non pas seulement dans les villes, mais aussi dans les campagnes, afin de se familiariser d'abord avec l'idée du transfert nécessaire des malades et aussi pour mieux profiter de toutes les ressources de l'assistance. Dans cet ordre d'idées, il y a tout à faire et je crois qu'il y aurait un grand intérêt au point de vue de la promptitude de l'assistance et de la diffusion rapide des moyens de transfert à tirer parti des idées émises récemment par le Dr Bouloumié 'au sujet du transport des blessés. Les essais de notre distingué confrère pourraient trouver leur emploi en dehors du temps de guerre, pendant la paix, dans le cas d'accidents agricoles ou autres pour le transport ordinaire des blessés en l'absence de tout appareil spécial confortable. Mais dans les communes pourvues de bureau d'assistance, elles devraient toutes l'être, il serait urgent d'avoir toujours dans le matériel du bureau d'assistance, un brancard et il faudrait même que le modèle accepté fut tel qu'il pût ou se rouler

ou se suspendre et aussi s'adapter à une installation
peu compliquée de wagon, de telle sorte que de la
commune jusqu'à l'hôpital déterminé, un blessé ne
subisse, après le premier pansement, aucun nouveau
déplacement et ne quitte son brancard que pour
être posé dans un lit d'hôpital. J'ai peut-être insisté
plus que de raison sur ce détail de pratique, mais
ce sont si souvent les petites choses qui arrêtent les
progrès plus considérables et j'attache, à l'étude des
moyens de transport tant d'importance que je n'ai pas
cru inutile d'appeler l'attention sur ce point capital.
Si le cas est grave et qu'il s'agisse d'une opération
sérieuse, n'est-ce pas un avantage considérable pour
un indigent blessé, qu'il se trouve, au moment de
subir une amputation , non dans une misérable
chaumière, sur un grabat, ou dans une chambre
commune à toute la famille, mais dans un hôpital
bien aménagé où il recevra tous les secours utiles
et où l'opération habilement faite n'amènera pour
lui aucune complication et après un séjour de courte
durée, le rendra aux siens et à son foyer ? N'est-ce
pas encore le cas d'invoquer les merveilleux résultats
de la chirurgie moderne avec ses procédés minutieux
d'antiseptie et ses pansements rigoureux ? N'a-t-elle
pas, des statistiques nombreuses en font foi, abrégé
de beaucoup par ses guérisons hâtives, la durée du
séjour des blessés dans les hôpitaux ? N'est-ce pas
aussi le moment de rappeler le rôle très considé-

rable de la méthode antiseptique dans la conserva-
tion des membres. « Autrefois , disait dernièrement
M. Richelot à une conférence à l'association fran-
çaise pour l'avancement des sciences, quand on
avait une fracture compliquée dont le foyer com-
muniquait à l'air par une plaie des téguments, on
était voué presque fatalement à la mort. Pour pré-
venir les accidents infectieux qui d'ordinaire em-
portaient le blessé, nous n'avions d'autre ressource
que l'amputation , l'amputation toujours. Aujour-
d'hui nous défendons la plaie contre les inoculations
dangereuses et le membre guérit aussi bien, aussi
sûrement qu'après une fracture simple. — Conclusion — l'avènement de la méthode antiseptique
loin de multiplier les opérations , nous a retenu la
main , au contraire il nous a rendus plus conser-
vateurs. Nous savons épargner des membres qu'autrefois nous aurions sacrifiés. » Même avant la
méthode antiseptique, dans les hôpitaux bien installés , outillés , non encombrés et non infects, la
chirurgie conservatrice a souvent compté de superbes
résultats et j'ai eu, à bien des reprises , dans ma
pratique hospitalière, à constater des faits de conser-
vation de membres qu'on amenait de 20 et 30
kilomètres à l'hôpital pour y être amputés. Tout
cela montre que dans les cas impressionnants, d'accidents graves, l'urgence des interventions rapides
est rare, et que là toujours le secours hospitalier est

éminemment profitable, qu'il faut le rendre accessible, mais avec tous ses avantages de façon qu'il soit le meilleur, le plus complet et le plus court possible.

C'est là ce qu'il faut surtout envisager et pour cette raison je n'accepte pas volontiers que le transport d'un blessé, même dans les cas dits urgents ne puisse s'accommoder du classement nécessaire de nos établissements hospitaliers.

Mais enfin s'il faut compter avec cette difficulté qui dans certains cas pourrait être insurmontable, alors, à titre exceptionnel, les hospices ruraux, comme nous le verrons plus loin, deviendront l'abri nécessaire et s'ouvriront devant le blessé réclamant impérieusement les secours de l'art.

A part cette exception, dans la presque totalité des cas, le malade peut et doit être dirigé sur l'hôpital qui lui convient, suivant le domicile de secours qu'il a acquis.

A l'hôpital départemental et à l'hôpital subventionné appartient donc la population indigente ayant le domicile de secours départemental ; je dois ajouter qu'il y faut comprendre, cela va de soi, celle ayant droit au domicile national et les étrangers nomades dont le domicile de secours est encore à préciser. J'ai dit déjà que c'était une raison budgétaire qui me poussait à concentrer sur un petit nombre d'hôpitaux les ressources d'assistance et que je considérais comme une subvention les prix de journée alloués par le département et par l'Etat. Tout cela n'a guère besoin de commentaires ; les hôpitaux qui ont traité avec le ministère de la guerre ou les asiles d'aliénés qui se sont entendus avec le département de la Seine savent que ce remboursement n'est pas sans effet sur leur budget. C'est donc véritablement une ressource à offrir aux établissements hospitaliers que de leur réserver les malades appartenant à ces deux catégories d'assistés. Mais puisque c'est un avantage financier, pourquoi l'attribuer aux seuls établissements déjà pourvus, relativement riches et ne pas l'étendre à tous les hôpitaux et en faire bénéficier les plus petits qui se trouveront encore dans des villes, des chefs-lieux d'arrondissements, des sous-préfectures ? Sans doute une sous-préfecture ou un chef-lieu d'arrondissement apparaît, de loin, comme un endroit important et devant avoir quelque figure ; c'est le centre administratif, financier, judiciaire de l'arrondissement, je le sais ; mais, au point de vue hospitalier, et de près, le mirage disparaît, la réalité se montre toute nue, et dans quelques-unes de ces petites villes, dans toute sa laideur (*); alors l'hôpital ou l'hospice n'est plus qu'une maison plus ou moins bien installée, renfermant quelques vieillards et

---

(*) On en trouverait aisément plus d'un exemple et mon collègue le Dr Regnard a cité des faits irrécusables dans sa brochure sur *la Mortalité dans les petits hôpitaux.*

quatre ou cinq malades. Mais, dira-t-on, les ressources leur manquent déjà, ne les privez pas de cette petite aubaine qui peut faciliter leur tâche, les mettre en mesure de répondre aux exigences de l'administration supérieure et de faire disparaître les déplorables lacunes que l'inspection générale a maintes fois constaté dans leurs installations et leur fonctionnement.

L'argument n'est pas mauvais, mais ne doit pas laisser surprendre. De même qu'aux partisans de la suppression de la peine de mort on redit toujours avec le même à propos le mot d'Alphonse Karr : « Que messieurs les assassins commencent » ; de même je dirai volontiers que puisque quelqu'un doit ici prendre l'initiative, c'est aux établissements hospitaliers qu'il appartient de le faire. Qu'ils consentent des sacrifices, ou que les villes dont ils dépendent les fassent pour eux, que les administrateurs désireux d'agrandir leur domaine de bienfaisance sollicitent des dons, excitent d'une manière ou d'une autre la charité publique, et que, grâce à ces ressources nouvelles, ils améliorent leurs établissements, qu'ils se mettent pour les soins médicaux, les perfectionnements thérapeutiques, les installations, sur le pied d'égalité avec les hôpitaux subventionnés, et alors, tout comme les autres, ils auront cette reconnaissance administrative qui leur donnera les privilèges, les droits que possèdent leurs voisins. L'administration départementale ne pourra s'y refuser, car ce classement ne saurait dépendre d'elle et ne peut appartenir qu'à l'autorité supérieure. Ils seront assurés que leurs efforts seront suivis d'effets, que leurs dépenses ne seront pas improductives et c'est là, somme toute, un moyen de stimulation dont on ne saurait méconnaître la valeur et dont bénéficiera encore l'assistance elle-même.

HOPITAUX NON SUBVENTIONNÉS

Les hôpitaux non subventionnés pourront recevoir les malades indigents des communes de l'arrondissement, malades qui seront plus ou moins nombreux selon le degré d'organisation de l'assistance à domicile, la quantité d'indigents ruraux, la valeur matérielle et morale du secours hospitalier lui-même.

Un hôpital non subventionné sera, par exemple, un de ces nombreux hôpitaux-hospices de petites villes de province dont j'ai déjà parlé, renfermant vieillards et malades, hommes, femmes, enfants, le tout un peu pêle mêle et comptant pour cette population et ces besoins si différents, un nombre de lits limités. Avec l'organisation générale de l'assistance urbaine et rurale, cet hôpital non subventionné, sera contraint de recevoir, à prix déterminé, les malades indigents ruraux d'une certaine circonscription. De ce fait, obligation sérieuse et pas seulement morale, pour les commissions administratives de ces hôpitaux, d'améliorer leur situation et de créer des places pour les besoins des nouveaux malades. Les vieillards disparaîtront et céderont les lits. Mais la place matérielle assurée à un malade, ne suffira peut-être plus dans le nouvel état de choses. Je n'impose pas tel ou tel secours hospitalier, je ne limite pas l'hôpital, je l'ai dit. Le malade appréciera donc, ou plutôt ceux qui le dirigeront, quand il s'agira d'avoir recours au service hospitalier, lui feront apprécier la valeur morale et effective de ce secours et son profit immédiat.

S'il lui paraît démontré que l'hôpital départemental ou subventionné lui offre plus d'avantages, un traitement plus complet, une guérison plus rapide, il n'hésitera pas à préférer cette assistance à celle de l'hôpital non subventionné, et par suite, ceux d'entre eux, mal outillés, mal renommés, perdront une partie de leur clientèle et du même coup un petit contingent de ressources. Cette liberté dans le choix de l'assistance hospitalière est désastreuse pour les petits, dira-t-on ; non pas, car elle est au contraire de nature à créer une rivalité de bon aloi entre les établissements du même département et elle ne peut avoir que d'heureux avantages.

Les hôpitaux non subventionnés voudront le devenir, ou bien auront à cœur de conserver au moins leur clientèle d'arrondissement. Les hôpitaux subventionnés chercheront à se distinguer entre eux de manière à ne pas s'exposer à perdre un privilège déjà acquis et au besoin à acquérir le titre de déparmental. C'est précisément le malade qui profitera de cette émulation, car le résultat de cette lutte généreuse sera d'élever le secours, de le rendre meilleur, et loin de le faire redouter, le faire apprécier et rechercher.

HOPITAUX CANTONAUX

J'arrive maintenant à ces petits hôpitaux, dits *cantonaux*, *communaux* ou *intercommunaux* dont l'importance est différente, variable, tout en restant toujours très médiocre, comprenant 10 lits ou même moins, quelquefois 20 et abritant des malades, 3 ou 4 au plus et le plus généralement des vieillards ou des infirmes. Tantôt ils portent le nom d'hospice, tantôt d'hôpital. Le service médical y est réduit à sa plus simple expression. Le médecin y vient de temps à autre, quand il y a quelque chose de nouveau ou qu'on le fait appeler ; en revanche, le personnel assistant et auxiliaire est quelquefois assez nombreux et ses soins s'étendent non seulement aux assistés, mais à tous les petits services généraux et accessoires créés dans l'établissement pour en augmenter les ressources ; c'est l'étable, la basse-cour, le potager, le verger, l'orphelinat, l'ouvroir, l'école, bref tout un accessoire qui finit par avoir plus d'importance que le principal et demande plus de soins que la population hospitalisée qui lui a servi de prétexte.

On a discuté la valeur de ces établissements au point de vue de l'assistance et malgré les tentatives de M. Tallon devant le Parlement en 1875, malgré les convictions nettement formulées par quelques partisans de l'assistance cantonale, il ne semble pas que la question ait fait beaucoup de chemin dans l'opinon publique et surtout qu'elle ait conquis beaucoup de suffrages.

Loin de moi la pensée de vouloir la résoudre en quelques lignes, mais je voudrais seulement expliquer en quoi le problème, à mon sens, est mal posé et pourquoi on se heurte ainsi à une impossibilité.

La première cause d'erreur tient d'abord à la confusion perpétuelle de ces petits établissements désignés indifféremment sous les noms d'hôpital ou d'hospice et qui ont, en vérité, la prétention d'être à la fois l'un et l'autre. Pourtant il ne saurait y avoir de doute à ce sujet dans l'esprit de personne, tant on est bien

d'accord pour réserver le nom d'*hôpital* à l'établissement recevant et soignant *les malades* et celui d'*hospice* à celui recueillant *les vieillards* et les *infirmes.*
Sans doute, il semble au premier abord légitime de
concevoir que chaque canton, même chaque commune ait, avec son assistance médicale organisée,
sa maison hospitalière pour y poursuivre l'œuvre de
bienfaisance que l'on ne peut achever à domicile.
C'est une conception logique : mais ce n'est qu'un
idéal et la pratique ne permet pas de songer à la
réalisation de cette assistance imaginaire et utopique.

Soigner un malade à l'hôpital parce qu'il ne peut
plus trouver à domicile les secours suffisants et recueillir un infirme qui n'a besoin que de quelques
soins matériels, sont deux choses essentiellement
différentes et qu'il n'est pas bon de confondre. Cette
déplorable confusion que laisse indéfiniment persister
dans les esprits le petit hôpital-hospice cantonal ou
communal doit, à mon avis, absolument disparaître
dans une organisation nouvelle et sagement comprise de l'assistance publique.

Ce que j'ai dit des hôpitaux non subventionnés
prouve suffisamment, je crois, que dans l'état actuel
de nos petits établissements hospitaliers, on ne peut
guère s'attendre à y trouver les éléments de secours
pour les malades et blessés un peu graves et sur ce
point, les hommes pratiquants du métier, les médecins, sont unanimes. Les préoccupations récentes de

construction d'hospice rural dont nous trouvons la preuve dans les communications à la Société de Médecine publique, de MM. du Mesnil, Cheysson, Foville, ne laissent aucun doute à ce sujet. Leur objectif était de placer à la campagne seulement le vieillard et l'invalide et il n'y était nullement question d'y abriter le malade ou le blessé. Cette séparation doit être radicale et il ne faut plus laisser l'assistance hospitalière sous le coup de cette confusion quand il s'agit des dernières ramifications de son système organique. Que veut-on faire en laissant persister ces petits établissements ou en en laissant de semblables se créer ? Quel but poursuit-on en cherchant à les répandre, à les vulgariser ? Veut-on secourir des vieillards ? Veut-on soigner des malades ? Ce ne peut être l'un et l'autre ; il faut choisir. Si cette double question est bien posée, elle doit amener comme résultat ou comme réponse, que l'hôpital n'est pas fait pour la campagne, mais pour la ville et que l'hospice y a, au contraire pour les meilleures raisons du monde, sa place logique et naturelle.

J'admets que certains chefs-lieux de cantons soient importants, populeux, plus riches et mieux pourvus que certaines sous-préfectures ; soit. Mais ces exceptions n'empêchent pas que dans la grande majorité des cas, un chef-lieu de canton — c'est la campagne — et pour quelques petites *villes rurales*, si l'on veut me permettre cette mésalliance, propres, s'éclairant au gaz ou à l'électricité, ayant une distribution d'eau publique , et voulant aussi des édifices et parmi eux un *hôpital*, il en est beaucoup aux allures moins progressistes et ressemblant aux plus vulgaires bourgs. La part des exceptions faite , c'est de la généralité qu'il s'agit. Est-ce là qu'il convient de placer un hôpital et peut-on espérer y trouver les soins et les bénéfices des progrès de la science. Ce serait bien réduire le maximum des secours médicaux que puisse recevoir l'indigent de ces régions s'il était condamné à n'avoir que de tels soins hospitaliers. Aussi, il ne peut y avoir longtemps de doute à ce sujet et les exceptions qu'on pourra faire valoir ne seront jamais des preuves qu'une telle diffusion de l'assistance hospitalière soit utile et que ce qui aura pu être appliqué heureusement quelque part et dans des conditions spéciales comme dans l'Eure-et-Loire, puisse se généraliser et devenir, ainsi que semble le penser M. de Crisenoy, (*) la solution du grand problème de l'assistance.

A mon avis, elle est ailleurs et surtout dans la division bien nette et bien entendue des secours hospitaliers aux derniers échelons de l'assistance, dans ses dernières ramifications, c'est-à-dire la commune.

(*) De Crisenoy. — *Les Etablissements hospitaliers dans les campagnes.* — Paris — 1886.

Ces explications sont suffisantes pour montrer pourquoi il me répugne de donner à ces établissements le nom d'hôpital et pourquoi je leur conteste le droit à cette appellation. C'est le mot hospice qui leur convient et je leur attribue même la dénomination d'hospice rural , choisie par MM. Du Mesnil et Foville et autres , réservant le terme hospice , privé d'épithète, aux asiles de vieillards importants que les administrations hospitalières des grandes villes peuvent créer pour leurs assistés, soit dans l'intérieur des cités, soit, ce qui est préférable , à la campagne et à proximité des villes.

Au-dessous des hôpitaux non-subventionnés dont l'importance minimum peut être fixée à un nombre de lits à déterminer et qui ne pourrait guère s'éloigner de 80 à 100, je ne vois donc pas d'installation suffisante possible et je n'admets plus que l'hospice, dont je vais étudier de suite les conditions avant d'aborder certaines questions générales qu'il sera plus fructueux d'examiner en dernier lieu.

DU SECOURS D'HOSPICE

Comme nous l'avons fait pour les secours d'hôpitaux, il convient, avant de savoir quel parti prendre relativement aux établissements eux-mêmes, d'examiner quelle est la nature du secours réclamé par la vieillesse et l'incurabilité, ce qu'il demande pour être complet et utile. Ici, la différence est notoire et absolue ; le secours d'hospice a un caractère uniforme et identique au lieu d'être variable et pour ainsi dire progressif comme celui d'hôpital. Si un malade, comme je pense l'avoir montré, peut trouver, dans un hôpital, des secours moins complets que dans tel autre, le vieillard, lui, qui ne demande qu'un abri et le pain qu'il ne peut plus gagner, l'infirme qui n'a besoin que d'une aide, l'incurable qu'il ne faut qu'assister matériellement, tous ceux là ne réclament qu'une assistance dont la formule unique peut se résoudre en ces trois termes — *abri* — *nourriture* — *entretien.* Cela n'exige plus un personnel médical choisi, des auxiliaires intelligents et exercés, des installations spéciales et coûteuses, etc.; au contraire, le grand air, la simplicité rigoureuse, une alimentation suffisante, sans recherche, un personnel seulement dévoué et prévenant. Tandis que nous comprenions que la dépense, dans l'hôpital, dût s'élever pour arriver à faire le secours complet et prompt, la guérison rapide; dans l'hospice, au contraire, elle doit s'abaisser de façon à se réduire au minimum possible, puisqu'il n'y a plus à espérer que le secours puisse rendre un valide au travail, un citoyen utile à la collectivité nationale.

Les hospices n'ont donc, au point de vue du secours, aucune différence et, qu'ils soient grands ou petits, plus ou moins peuplés, ils répondent tous indistinctement au même but et le seul mérite qu'un d'eux puisse prétendre sur d'autres, dans un même département, serait, par ses dispositions ou sa situation topographique, par la richesse de ses cultures ou ses ressources propres, d'établir un prix de journée moins élevé et largement accessible.

Cette conception nette du secours d'hospice devrait être bien présente à l'esprit de tous ceux qui ont charge d'assistance, à quelque degré que ce soit, car elle est la base même de toute bonne distribution. M. Cheysson, au début d'un très intéressant rapport à la Société de Médecine publique sur les créations d'hospice rural a pris soin de le rappeler en termes excellents et qu'il est bon de reproduire :

« Tel est précisément, dit-il, le rôle de l'hospice bien différent, on le voit, de celui de l'hôpital. Celui-ci se réclame de considérations économiques, celui-là seulement de la charité. L'un s'adresse à des producteurs, dont un accident momentané vient interrompre le travail ; l'autre à des hommes usés, épuisés , qu'on veut mettre à l'abri de la souffrance pendant les jours qui leur restent à vivre. De là les différences notables dans la conception et l'installation de ces deux catégories d'établissements hospitaliers. »

Cette séparation capitale, de principe , dit nettement à l'organisation de l'assistance , les deux voies dans lesquelles elle doit s'engager : d'un côté , les malades à soigner et à guérir , de l'autre les vieillards à assister , les incurables et les infirmes à secourir.

La confusion trop longtemps perpétuée , a créé jusqu'ici des difficultés à l'assistance, borné son action, paralysé son influence , en donnant une mauvaise direction à ses efforts, par une inégale distribution de ses ressources ; c'est à faire autrement qu'il faut maintenant s'attacher.

DES HOSPICES

—

Puisque le secours est un, il va de soi qu'il n'est pas nécessaire d'établir des catégories d'hospice. Cette conséquence logique , poussée à sa dernière limite , peut être d'une influence fort heureuse pour l'assistance à la vieillesse, en diminuant le secours d'hospice et en étendant plus loin pour eux le secours à domicile. Nous en verrons se déduire la raison en examinant avec attention plus loin ce qu'est devenu le secours d'hospice, urbain, dans les conditions actuelles. Mais quelle que soit la limite de ce secours, il n'en est pas moins nécessaire , même dans une proportion importante.

Bien qu'il n'y ait qu'une catégorie possible d'hospices, il n'en est pas moins certain qu'il y aura forcément dans un même département des établissements différents par leur importance et le chiffre de leur population , les uns dans les villes , les autres dans la campagne. Il nous faut dire un mot de ces différences.

HOSPICES URBAINS

Les hospices urbains appartenant aux grandes villes , ayant leurs intallations toutes faites , en dehors de tout hôpital , leur population issue , pour la plus grande part, de la cité même et conservant, avec elle , de ce fait , des attaches considérables , seront, sans aucun doute, maintenus tels qu'ils sont, malgré les énormes avantages qui résulteraient de leur déplacement à la campagne. Mais il y aurait peut-être à ce transfert des obstacles financiers difficiles à surmonter et surtout de grandes résistances à vaincre de la part du personnel hospitalisé assisté , habitué au séjour des villes et qui, même dans cette vie collective, sévère, cloîtrée, trouve encore à certains jours, des moments de satisfaction et de plaisir, quelques promenades, des spectacles publics et puis aussi des petits débits à la portée de leurs modestes ressources. Tout le monde sait quelles sont les faiblesses ou même les vices de cette population hospitalisée infirme et vieille. Ces considérations ont leur valeur pour conserver ce qui existe, mais ne devraient certainement pas arrêter les Commissions administratives le jour où les conditions d'un déplacement ou d'une construction nouvelle s'imposeraient. En tous cas, les hospices urbains doivent être absolument séparés de tout autre service hospitalier et former un ensemble complet avec ses services généraux et son organisation spéciale.

Là où ces conditions ne sauraient être remplies, la séparation s'impose et le déplacement des vieillards et incurables est nécessaire ; cela aura lieu dans beaucoup d'hôpitaux hospices de villes d'importance moyenne dans lesquels tous les services d'assistance sont confondus.

HOSPICE RURAL

Avec la séparation et l'installation nouvelle, naît l'hospice *surburbain* ou *rural*. Ce qu'il doit être comme contruction a été dit et nous n'avons pas ici à entrer dans le détail, pas plus qu'il ne nous a paru utile de le faire pour l'hôpital, la question est spéciale et d'un autre ordre. Seulement convient-il de multiplier ces hospices ruraux, d'en créer beaucoup, peu considérables et de petites dimensions, ou vaut-il mieux leur garder une importance relative en les rendant moins nombreux et en les affectant à des circonscriptions plus étendues ? Cette question, intéressante, sans doute, ne peut pourtant pas être tranchée, à priori. Les créations nouvelles ne s'im-

poseront qu'autant que les besoins en seront dé-
montrés et ceux-ci devront être murement étudiés
par les Commissions administratives et même pour
chaque département, car il est peut-être possible,
sans construction, de tirer, des ressources actuelles, un excellent parti. Disons seulement que la
division excessive multiplie les dépenses improductives de première création, augmente les frais
généraux et il serait peut-être dangereux de vouloir
atteindre l'idéal d'un hospice rural communal. L'hospice inter-communal, cantonal, est plus rationnel
et l'essai tenté dans quelques communes est vraiment à imiter.

Le point capital et qui doit mériter toute l'attention est comme je le disais à l'instant la séparation
complète de l'hospice et de l'hôpital, scission nécessaire pour les hôpitaux. L'hospice, en tant que
population, doit donc, avec l'organisation nouvelle,
complètement disparaître de l'hôpital que celui-ci
soit départemental, subventionné ou non. Cette
mesure va frapper de nombreux hôpitaux-hospices
et paraîtra bien dure d'exécution. Ce sera une impossibilité, dira-t-on! C'est un remaniement complet
de beaucoup de nos établissements hospitaliers qui
sous le nom d'hôpitaux mixtes, abritent malades et
infirmes; ce sont des constructions nouvelles, rui-
neuses; c'est toute une mise en œuvre qui demande
beaucoup d'argent, un temps énorme et qu'il faut

regarder pour toutes ces considérations , comme absolument impraticable.

La réponse à toutes ces objections est peut-être assez facile et la solution de ce grave problème moins périlleuse pour l'avenir financier de nos administrations hospitalières, moins hérissée de difficultés qu'on serait tenté de le croire au premier abord. Qui ne partagerait cet avis si on arrivait à prouver que, dans la plupart des départements, une meilleure répartition de secours hospitaliers pourrait suffire, et que le classement contribue à cette équitable distribution, prépare et facilite cette solution. C'est à cette démonstration que je vais m'attacher maintenant, mais pas avant cependant d'en finir avec l'examen de certaines conditions communes à tous les établissements et de quelques services spéciaux dont il importe de bien préciser le fonctionnement dans l'organisation actuelle.

SERVICES SPÉCIAUX

Ce que j'ai dit des cas urgents et l'exception que j'ai faite de l'admission dans l'hospice de blessés ou de malades non transportables à l'hôpital , m'oblige à indiquer comment je conçois cette extension particulière du secours hospitalier et comment je ne veux pas, après avoir combattu énergiquement la confusion des deux secours, la faire réapparaître sous une autre forme.

Il faut faire la part de l'exception seulement et ne considérer, de ce chef, qu'on n'a qu'à pourvoir à un nombre de besoins très limités.

Je n'entends pas pour ces cas réduits établir un hôpital dans l'hospice, demander des installations spéciales avec leurs exigences hygiéniques. Rien de tout cela. L'hospice avec ses aménagements ordinaires doit suffire et le malade exceptionnel qu'on y amènera, incidemment, ne doit troubler en rien son fonctionnement comme hospice. Mais je ne puis concevoir un hospice rural, même minime, sans qu'on y fasse la part nécessaire à la maladie venant sévir, par la loi de nature, sur le vieillard lui-même. Il faut en dehors des dortoirs, des réfectoires, des préaux, une infirmerie en rapport avec les besoins présumés de la population assistée. Un hospice rural conçu autrement pécherait évidemment contre toutes les lois d'une bonne organisation. L'infirmerie de l'hospice est le lieu tout désigné pour recevoir les malades ou blessés ayant besoin de secours urgents ou n'étant pas immédiatement transportables à l'hôpital. C'est la place qui leur est naturellement assignée et elle est absolument suffisante ; d'abord parce que le fait n'étant qu'isolé, il n'est pas néces-

saire de prévoir autre chose que le premier lit
vacant de l'infirmerie pour parer à un besoin urgent
et exceptionnel ; ensuite parce qu'en fait, cette pros-
miscuité dans les petits hôpitaux-hospices , est
acceptée et même habituelle , seulement en sens
inverse, car ce sont les vieillards malades qui sont
placés dans les salles des malades hospitalisés et
les garnissent souvent de manière à donner l'illusion
d'un hôpital amplement pourvu de clients. Il n'y a
donc de ce côté aucune difficulté sérieuse et rien
ne paraîtra aux yeux de tous , administrateurs ou
médecins, plus aisé d'application. Mais il faut obvier
à l'inconvénient que je signalais , c'est-à-dire l'abus
que l'assistance communale pourrait faire de cette
latitude et de l'extension de l'urgence ou de l'impossibilité de transport. Je sais bien que le visa
du médecin sera nécessaire et que sa responsabilité sera directement engagée dans cette admission, mais s'il a , par hasard, une appréciation
large ou même exagérée de l'urgence , ou si pessi-
miste de nature, il voit, dans tous les transports des
difficultés insurmontables; de bonne foi assurément,
il transformera l'exception en règle ; de même encore, si les intérêts financiers de la commune lui sont
particulièrement chers , comme administrateur, par
exemple, il verra l'avantage économique de l'admission du malade à l'hospice rural et sera plus coulant.
Bref , diverses raisons peuvent, même avec la res-

ponsabilité médicale engagée par le visa indispensable, conduire plus d'un malade à l'hospice rural. Il faut, évidemment, éviter ce danger qui compromettrait l'économie générale des nouvelles dispositions. Le moyen le plus facile est qu'il n'y ait pas à ce placement d'intérêt financier pour la commune et que le prix de journée soit d'avance fixé pour ces cas exceptionnels, non sur la base de la journée d'hospice, mais sur celle de l'hôpital non subventionné, desservant la circonscription, ou s'il s'agit d'un assisté départemental ou national, du prix de journée de l'hôpital subventionné. L'économie disparaît et, à prix égal, il en sera du secours hospitalier comme de tout autre chose, sans qu'on ait besoin d'insister, le choix portera sur le secours le plus avantageux, et non le meilleur marché. Or l'hospice rural non outillé pour le traitement des malades et ne pouvant qu'un minimum de secours sera forcément inférieur aux autres et quand on s'apercevra qu'on n'en a pas pour son argent, pour me servir d'une locution un peu familière, mais expressive, on hésitera à généraliser le fait et il gardera son caractère isolé et purement applicable aux cas d'urgence.

Mais l'hospice rural, dira-t-on, sera enchanté de la nouvelle combinaison et fera tous ses efforts pour garder et même attirer des malades pour lui si avantageux. J'entends bien et je prévois cette objection qui aurait, en effet une grande importance.

Devant cette espérance de bénéfices sur les journées de malade, les Commissions administratives des hospices ruraux n'auraient pas de scrupules à faire de leurs infirmeries des salles de malades et à laisser dans leurs dortoirs leurs vieillards et leurs infirmes, même malades. Au besoin même, elles admettraient certaines réductions tacites de prix, établissant avec les communes des conventions particulières pour avoir la préférence sur les hôpitaux non subventionnés ; mais il sera facile de règlementer tout cela et surtout de le contrôler ; les journées des malades devront être comptées dans un article à part des comptes et budgets, les communes, renseignées sur le nombre de malades ainsi entretenus dans les hospices par des états nominatifs mensuels. Les communes sauront donc aussi le temps qu'un malade passera dans l'hospice et le contrôle de la comptabilité permettra à l'Inspection, quelle qu'elle soit, administrative ou financière, de savoir si les prix de journée sont intégralement payés et de rectifier les abus ou erreurs qui se seraient produits de ce chef. Quand une commune s'apercevra qu'un malade s'éternise à ses frais dans un hospice rural, lui devient une lourde charge et grève sans profit son budget d'assistance, elle saura bien fermer d'elle-même la porte aux abus et exercer dans son propre intérêt, autant que dans celui des malades, son influence sur les Commissions administratives trop disposées à prêter la main, par intérêt, aux admissions complaisantes.

L'intérêt de la commune est dans la garantie que j'oppose aux abus qui se pourraient commettre et je ne crois pas qu'il en puisse exister de meilleure ; les budgets des communes sont minimes, les charges de l'assistance assez lourdes pour que les questions d'argent soient les premières à invoquer et on sait avec quelle ardeur chacun défend sa caisse ; les communes je le gage, ne voudront pas laisser inutilement emplir les caisses des hospices ruraux au détriment des leurs. Par ce moyen, l'hospice rural ne restera donc ouvert qu'aux cas exceptionnels et non transportables ; j'ajoute que cette mesure s'applique aux seuls indigents et qu'en aucune manière, les hospices ne pourront admettre de malades ou de blessés non indigents et payant leurs journées de présence.

MALADIES CONTAGIEUSES

Parmi les malades non transportables immédiatement, il peut y en avoir atteints de maladies contagieuses et dans ce cas l'hospice rural doit être ouvert et promptement accessible, car ce sont ces cas qu'il importe, dans la pratique rurale, comme partout, de saisir à leur apparition pour arrêter, dès le début, la contagion dans les familles et les villages.

Ce service spécial des contagieux demande à être prévu pour tous les établissements hospitaliers et doit être partout l'objet de la plus grande sollicitude. C'est un des meilleurs services que puisse rendre l'assistance hospitalière que de s'organiser en vue d'arrêter la contagion et d'étouffer presque sur place, dans son germe, une épidémie naissante et possible.

Il y a de ce côté de profondes modifications à introduire dans les habitudes hospitalières. Devant la nécessité de l'isolement des contagieux, et l'insistance qu'on mettait à réclamer à ce sujet des Commissions administratives des dispositions particulières, il y a eu quelques créations nouvelles ; dans plusieurs grands hôpitaux ou dans des établissements neufs on a pourvu à ce besoin par l'édification de pavillons d'isolement éloignés des autres bâtiments ; en outre on a établi des étuves de désinfection, complément nécessaire et indispensable de tout isolement et de tout traitement de contagieux. Ces progrès n'ont cependant pas été réalisés dans tous les établissements, loin de là ; et beaucoup d'hôpitaux en sont encore dépourvus ; à plus forte raison les petits établissements, ceux mêmes qui doivent devenir, dans ma pensée, des hospices ruraux. Il n'y aura pas moyen d'accepter comme isolement, les chambres de deux ou plusieurs lits, placées au dernier étage de l'établissement ou occupant le fond d'un corridor et considérées comme isolées par cette disposition topographique. C'est là , on le sent, un isolement illusoire et ce n'est pas de cela qu'il faut se contenter, si on veut utilement combattre les épidémies et la contagion si facile dans l'intérieur des établissements. Il faudra affecter à cet usage un pavillon isolé, à construire, s'il est nécessaire, ou trouver dans les dispositions des locaux existants des bâtiments acceptables pour cet usage. Il faudra aussi établir des étuves à désinfection et leur place est tout indiquée à côté des buanderies , de façon à désinfecter tout le linge provenant des contaminés avant de le livrer au blanchissage. C'est là, je le déclare, une nécessité absolue pour l'assistance hospitalière à tous les degrés, depuis l'hôpital départemental le plus riche jusqu'à l'hospice rural le moins important. Le premier aura son hôpital de contagieux ou ses pavillons de contagieux et d'isolement avec un nombre d'étuves proportionné à ses besoins , le second sera modestement pourvu d'un petit pavillon de quelques chambres et d'une seule étuve, mais partout il y aura une arme sûre contre la contagion, et prête à servir. Cette multiplicité des moyens d'action est une dépense, à laquelle il faudra pourvoir et pour laquelle aussi des subventions seront sans doute nécessaires ; mais combien elle sera profitable, cette dépense et combien peu il la faudra regretter. Arrêter la contagion et détruire les germes virulents n'est-ce pas réaliser une économie formidable , d'argent , de travail et de vies humaines. Il est grand temps de mettre en pratique les données acquises par l'hygiène et de faire servir l'assistance à la prophylaxie de la contagion. Là est le terrain où toutes deux, l'assistance et l'hygiène se rencontrent, n'ayant plus qu'une seule action, qu'un même but et il devient indispensable au bien public qu'elles n'isolent plus leurs efforts , mais qu'elles les combinent. L'assistance hospitalière pourvue de moyens efficaces d'isolement , d'armes de destruction contre les germes transmissibles est le meilleur remède que l'hygiène puisse opposer aux maladies contagieuses, apparaissant dans une maison, un hameau. Il s'agit souvent d'un cas, venu quelquefois on ne sait d'où , mais ce cas va semer la maladie tout autour si on n'y prend garde ; le médecin dépourvu du secours hospitalier, rapide et sûr , lutte de son mieux pour combattre la maladie et enrayer ses effets, mais il sait d'avance que dans ce logement où la vie commune fait une promiscuité constante et renouvelle à chaque instant les contacts funestes, il n'a pas chance d'arrêter la propagation de la maladie, il assiste impuissant à un mal qu'il déplore. Avec le secours de l'assistance hospitalière, il n'est plus désarmé ; à défaut d'hôpital trop éloigné , et pour éviter un transport pouvant avoir dans ces cas des inconvénients de diverse nature, il a, sous la main, à proximité, le pavillon d'isolement de l'hospice rural, ouvert non seulement aux indigents, mais à tous, les conditions en seront établies d'avance, et il peut, s'il ne se sent pas suffisamment armé contre la contagion, dans le milieu où apparaît le premier cas de la maladie, user de ce moyen excellent et arrêter les progrès de l'affection.

Aux cas urgents, aux maladies contagieuses se borne, dans ma pensée, le concours que l'hospice rural peut apporter à l'assistance pour les malades et j'ai exposé quelle était l'étendue de cette contribution. A part cela, l'hospice doit être fermé à tous les autres services spéciaux, les maternités, les crèches, les syphilitiques. Tout cela ressortit à l'hôpital et dans tous les établissements, à quelque classe qu'ils appartiennent, des dispositions spéciales doivent être réservées à ces divers besoins. Mais il est nécessaire que ces services existent et que les communes puissent compter sur leur secours, le cas échéant.

C'est encore là un avantage que procurera le classement des établissements hospitaliers. Actuellement et pour ces différents services d'assistance, on compte un peu les uns sur les autres et la responsabilité et l'obligation font absolument défaut. Les grands établissements ne se considèrent comme tenus que vis-à-vis de leur propre commune et restreignent intentionnellement le plus possible leurs installations, ignorant, d'ailleurs, si les autres établissements n'ont pas pourvu comme eux aux besoins locaux. Mais les petits ferment simplement leurs portes et déclarent qu'ils n'ont pas mission de les ouvrir en pareil cas et les femmes enceintes, par exemple, se voient obligées, si elles sont dans l'impuissance morale ou matérielle d'accoucher chez elles, ou si elles n'ont pas la somme que réclame pour cet office une matrone complaisante, de courir aux derniers jours de leur grossesse, d'hôpital en hôpital, jusqu'au moment où la pitié leur fait ouvrir la porte. Heureuses encore quand cette bienfaisante hospitalité leur est accordée avant que l'accouchement ait eu lieu, fortuitement, en pleine rue ou à la porte même de l'hôpital. Le cas s'est vu.

Le public, avouons-le, est sur ce point, mal renseigné souvent. Il se figure, naïvement, que dans un hôpital, tout malade doit avoir accès, et il ne sait pas le moins du monde que des prescriptions réglementaires suppriment dans tel ou tel établissement les femmes enceintes, les syphilitiques, les maladies contagieuses, les affections cutanées, etc. Or, ce cas est précisément celui de tous les hôpitaux-hospices, qui n'ont pas, à très peu d'exceptions près, la place matérielle pour recevoir ces différents malades et créer ces services particuliers. Leur qualification d'hôpital a pu tromper la population en quête d'assistance et amener de fâcheux mécomptes ; cette erreur cessera d'elle-même lorsque ces petits établissements seront transformés et appelés hospices ruraux. Cette nouvelle et véritable appellation fera mieux connaître leur destination et personne ne recherchera plus là un secours qui n'y doit point figurer.

Les établissements hospitaliers du département n'auront plus de leur côté d'excuse à alléguer pour ne pas faire à ces services la part qui leur est due puisqu'ils sauront très bien que les hospices ne pouvant recevoir aucun malade, c'est à eux seuls qu'incombe cette tâche et que, par suite, les communes de leur ressort pourront leur envoyer les femmes enceintes ainsi que d'autres malades. Il faudra donc, là où il y aura déjà un commencement ou un embryon de ces services, améliorer ce qui existe, et créer de toutes pièces là où il n'y aura rien de fait.

MATERNITÉS

Pour les maternités la question est très intéressante, quoique délicate, et pourtant je ne puis évidemment la traiter ici, incidemment. Mais chacun sait qu'une maternité mal conçue, sans isolement, sans antisepsie, jure avec les progrès accomplis en ces dernières années et les succès obtenus actuellement. Aussi ne suffit-il pas, en vérité, d'affecter dans une chambre à peu près isolée, quelques lits aux femmes enceintes, sans se préoccuper des locaux nécessaires aux femmes près d'accoucher, en couches ou en travail, sans songer au personnel, aux aides, aux soins consécutifs, etc.

Cette exigence qui paraît exorbitante et qui est, au fond, si rationnelle, puisqu'il s'agit de conserver avec la certitude du succès, la vie précieuse des mères de famille, épouvante les Commissions administratives qui redoutent d'installer avec toute la recherche convenable, une maternité, et de faire des dépenses assez grandes pour un nombre relativement restreint d'accouchements. Aussi cette considération, d'ordre purement financier, peut-elle conduire à limiter à un très petit nombre d'hôpitaux l'obligation d'une installation complète et satisfaisante ; et, à la rigueur, une maternité départementale pourrait-elle suffire. C'est un point à réserver et sur lequel il ne me paraît pas facile de se prononcer dès maintenant. Mais, du principe, admis par tous, de la nécessité de rendre les maternités saines et à l'abri de toute infection, de les faire en même temps accessibles aux indigents, découle évidemment l'obligation de les créer dans les hôpitaux seulement et comme il n'est plus là question d'imprévu ni d'urgence, de les exclure à jamais des hospices.

SYPHILITIQUES

—

Les syphilitiques méritent aussi l'attention. Car, de même que les femmes enceintes et par la raison que ce sont des malades un peu désagréables et coûtant cher, on a trouvé moyen de les exclure de beaucoup d'hôpitaux et M. Fournier, dans son remarquable rapport à l'Académie de médecine a fait justice de cette déplorable coutume :

« En ce qui concerne la province, disait-il, où règnent encore les vieux préjugés qui assimilent les vénériens à des coupables et les frappent d'ostracisme, les réformes et les créations hospitalières s'imposent avec une urgence encore supérieure.

» Il est venu à notre connaissance que, dans plusieurs de nos départements, les vénériens de l'un et l'autre sexe ou bien ne sont pas admis dans les hôpitaux, faute de places, ou faute de services spéciaux, ou bien n'y sont admis que pour être relégués dans des réduits immondes, mal éclairés, mal aérés, insalubres, infects.

» De telles offenses à l'humanité et au bon sens ne sont pas tolérables, aussi votre Commission vous propose-t-elle d'émettre le vœu que, dans toute ville de province, tout au moins dans chaque chef-lieu de département, il sera créé un service spécial pour le traitement des affections vénériennes ; et les locaux affectés à ce dit service seront aménagés suivant toutes les règles de l'hygiène. »

L'Académie a unanimement ratifié ce vœu de la Commission et de M. Fournier.

Je rappelle ce fait, parce qu'à mon avis , le désir de l'Académie peut être étendu , avec le classement que je propose , aux établissements subventionnés qui recevront un assez grand nombre de vénériens , parmi les nomades qui s'y présenteront. Le classement peut rendre même plus facile la création fort utile des services spéciaux que le vœu académique réclame, sans prévoir la sanction légale et l'économie budgétaire de pareille installation.

Disons encore que les hôpitaux non subventionnés pourraient faire une part convenable au service des vénériens , tout au moins en ce qui concerne les femmes soumises à la police , que de toutes petites villes de garnison, dépourvues d'hôpitaux ou possédant simplement des hospices ruraux ne pourraient soigner et qu'il deviendra nécessaire de transporter à l'hôpital de la circonscription, subventionné ou non.

Le classement hospitalier aura donc , là encore, un résultat des plus heureux ; il fera d'abord disparaître des hôpitaux-hospices, ces horribles petits services de syphilitiques dont s'est ému M. Fournier et qui sont une honte à notre époque ; puis il créera, pour un nombre déterminé d'établissements, l'obligation véritable d'assurer cet important service. A l'administration incombera le devoir de contrôler dans quelle mesure tout cela sera fait. Il faudra fixer le nombre minimum de lits destinés aux vénériens par chaque département et au besoin les répartir par circonscriptions. La question n'est pas insurmontable, quoique offrant certaines difficultés ; j'ai déjà abordé ce sujet en 1884, devant la Société de médecine publique et je conserve la même absolue confiance dans la nécessité de cette prophylaxie de la syphilis par l'assistance publique et dans l'utilité considérable qu'il y aurait à s'occuper, dès maintenant, de cette grosse question de bonne hygiène pratique.

ALIÉNÉS

La loi de 1838 dit (article 24) : Les hospices ou hôpitaux civils seront tenus de recevoir provisoirement les personnes qui leur seront adressées en vertu des articles 18 et 19 jusqu'à ce qu'elles soient dirigées sur l'établissement spécial destiné à les recevoir ou pendant le trajet qu'elles feront pour s'y rendre. — Dans toutes les communes où il existe des hospices ou hôpitaux, les aliénés ne pourront être déposés ailleurs que dans ces hospices ou hôpitaux.

Dans les lieux où il n'en existe pas, les maires devront pourvoir à leur logement, soit dans une hôtellerie, soit dans un local loué à cet effet. — Dans aucun cas, les aliénés ne pourront être ni conduits avec les condamnés ou prévenus, ni déposés dans une prison.

Cette disposition législative a obligé les Commissions administratives à disposer certains locaux pour recevoir les aliénés destinés à un placement d'office dans un asile. C'est à contre cœur qu'elles ont obéi à cette injonction légale et il a fallu de nombreuses circulaires pour les rappeler à ce devoir. Ce que sont ces cellules d'aliénés, on ne le sait que trop et on a peine à voir certains de ces cabanons plus dignes de recevoir des condamnés que des malades.

Mais ce n'est point là le fait qui doit nous occuper en ce moment. — La loi a confondu dans la même obligation les hôpitaux et hospices et il semble donc qu'il n'y ait de ce fait aucune exception à formuler. Or, s'il demeure certain que dans le classement que je préconise pour les établissements hospitaliers, les aliénés devront avoir des locaux spécialement affectés à les recevoir, et que cette installation dans les hôpitaux y devra être faite dans des conditions convenables, il n'en saurait être de même pour les hospices. C'est sur ce point qu'il convient d'être précis. La loi a voulu que, dans une commune, un aliéné, avant d'être placé d'office dans un hospice , fut soumis à une observation médicale et qu'un certificat attestant la maladie accompagnât le malade et justifiât le placement. Le but de ce placement provisoire est donc l'observation médicale, et, s'il n'était pas écrit dans l'article de la loi de 1838 , il y était implicitement contenu et en tous cas, le projet de loi actuellement à l'étude a comblé cette lacune dans son article 35 en disant :

« Les aliénés ne doivent être retenus *en observation* dans les hôpitaux et les hospices civils ordinaires que le temps nécessaire pour constater leur état d'aliénation mentale et pourvoir à leur transfèrement dans l'asile destiné à les recevoir.

» Jamais ils ne pourront être conservés dans un établissement qui n'est pas spécialement consacré à leur traitement pendant plus de quinze jours, à moins d'une autorisation particulière et motivée du préfet. »

Cette rédaction nouvelle ne laisse donc pas de doute. Or, l'observation d'un aliéné, en même temps qu'elle demande une habitude spéciale, nécessite une surveillance attentive ainsi que des aides nombreux et quelquefois vigoureux pour parer aux diverses éventualités que présentent les cas observés. Ces conditions ne sont pas également possibles partout. Et c'est là un argument que ne manquent pas de faire valoir, tant il est bon, les Commissions administratives pour se débarrasser de cette clientèle gênante.

Disons même que cette considération a d'autant plus de valeur que, souvent ce sont des établissements relativement importants qui l'invoquent; aussi s'il s'agit des petits hôpitaux ou des hospices minimes où le personnel auxiliaire est réduit à presque rien, l'aliéné provisoire devient un hôte dangereux; on oublie volontiers que c'est un malade; on l'incarcère jusqu'à ce que l'ordre arrive de l'expédier, c'est-à-dire d'en être délivré. Que peut devenir dans de telles conditions une observation convenable, quels renseignements certains fournira un médecin, quelle confiance avoir dans les déclarations faites à l'aide d'une surveillance si sommaire ou si volontairement stérile. La déplorable condition de tous ces cabanons de petits hôpitaux donne bien la mesure de cette situation particulièrement délicate, et de cette répugnance à obéir aux dispositions de la loi.

J'estime que, pour en finir tout à fait avec les idées trop malheureusement répandues dans bien des petits endroits et dans beaucoup de cerveaux que les mesures de force sont plus que permises quand il s'agit d'aliénés, que la demeure d'un fou doit être bardée de fer, et que les soins qui leur sont dûs peuvent se borner à une distribution quotidienne d'aliments, il convient de ne pas étendre l'obligation légale à tous les établissements hospitaliers, puisque tous ne sont pas en demeure, eussent-ils le cabanon, de garder et de surveiller, même pendant quinze jours un aliéné. Il faut laisser ces malades, intéressants comme tous les autres, plus encore, si l'on songe aux graves inconvénients de cette perte de temps, dite d'observation, pour la mise en œuvre d'un traitement efficace; il faut, dis-je, les laisser aux hôpitaux seulement et les éloigner des hospices. Le transfert d'un aliéné est toujours possible et ce qui se fait par ordre préfectoral peut avoir lieu quinze jours plus tôt, c'est-à-dire au moment où la maladie se déclare et naît le danger privé ou public. Le maire peut intervenir, ordonner le transfert immédiat dans l'hôpital et là l'observation peut être faite utilement et rapidement.

J'en arrive donc, appliquant au classement les considérations qui précèdent, à conclure que le service d'observation des aliénés pourrait être réservé dans chaque département aux hôpitaux, subventionnés ou non, et les hospices, quels qu'ils soient, en doivent être exonérés.

Cette mesure ne saurait, à mon avis, avoir que des avantages.

Pour les enfants il y aurait aussi à faire quelques réserves. Leur situation est mauvaise dans notre régime actuel; ils sont trop confondus avec la population hospitalière en général, qu'il s'agisse d'hôpital ou d'hospice. Malades, on les voit dans les salles

d'adultes ; valides on les trouve au milieu d'incurables ou de vieillards.

Cette situation est déplorable et demande un remède. Le classement de nos hôpitaux y aidera ;
les hôpitaux devront tous avoir des services d'enfants,
isolés et bien aménagés ; et certains hospices , non
pas tous, pourraient servir à abriter les orphelins ,
les abandonnés, les incurables. Je dis *certains*, car
je ne crois pas que tous nos petits hospices puissent
avoir l'espace et les dispositions nécessaires pour
assurer également bien cet important service. Il
faudrait dans chaque département désigner ceux qui
seraient en mesure de recueillir les enfants indigents,
soit qu'ils appartiennent à une commune, au département, à l'État.

Telles sont les considérations complémentaires
qu'il était nécessaire d'ajouter pour bien faire comprendre de quelle manière tous les besoins de l'assistance hospitalière pouvaient être satisfaits et dans
quelle mesure le classement méthodique des établissements hospitaliers , depuis l'hôpital départemental
jusqu'à l'hospice rural, contribuait à assurer au mieux
des intérêts de tous, les nécessités les plus diverses.

Il nous faut voir maintenant, comment ce classement peut s'accommoder des ressources actuelles ,
côté nouveau de la question et de la plus grande
importance.

RESSOURCES MATÉRIELLES

En exposant devant le Conseil supérieur de l'assistance, à sa première réunion, les ressources actuelles, M. Monod, directeur de l'assistance et de l'hygiène publiques, signalait un fait intéressant et peut-être trop ignoré. (*).

« Vous avez été frappés de l'encombrement des hôpitaux dans les grandes villes, vous avez rencontré des vieillards et des infirmes attendant des années avant de pouvoir être recueilli dans quelque hospice. Cependant des quantités de lits restent vacants dans les hôpitaux et les hospices de province. Pour 1159 établissements, comptant ensemble plus de 87,000 lits — le calcul portant sur des données authentiques, a pu être fait et en voici le résultat : — En 1886, sur 47,964 lits d'hospices, c'est-à-dire

(*) Conseil supérieur de l'assistance publique, fascicule n° 16.

réservés aux vieillards et aux incurables, 10,722 soit
22,45 pour cent sont restés vacants ; sur 39,248
lits d'hôpital , c'est-à-dire réservés aux malades
15,709 , soit 40 pour cent sont restés vacants. Ne
pensez-vous pas, messieurs, qu'il y a quelque chose
à faire ? Qu'il y a là un véritable désordre ? Que,
sans porter atteinte à l'indépendance des établissements hospitaliers, en servant même leurs intérêts,
il doit être possible de répartir plus rationnellement
les secours ? Qu'une organisation, soit départementale, soit intercommunale devrait être créée pour
faire bénéficier du superflu des uns, les autres qui
manquent du nécessaire ? »

M. de Crisenoy (*) signale aussi ce fait vraiment
digne de la plus sérieuse attention et il montre très
justement qu'en ce qui regarde les hôpitaux, les
Commissions administratives sont impitoyables pour
les malades n'ayant pas acquis le domicile de secours
dans la commune de peur de compromettre leur
situation financière.

La même raison s'applique aussi aux hospices, et,
les vieillards abandonnés à eux-mêmes, les infirmes
privés des soins de la famille viennent, par des sub-
terfuges plus ou moins faciles à reconnaître, chercher
dans les villes, le bénéfice de ce domicile de secours
et se faire ouvrir les portes de l'hospice. L'organisa-

____

(*) De Crisenoy. — loc. cit.

tion précaire actuelle de l'assistance médicale dans les campagnes ajoute encore son influence à celle de l'émigration qui fait le vide d'un côté et l'encombrement de l'autre.

Il y aurait certainement à rechercher la mesure exacte de cette inégale répartition des secours et nous verrons comment elle peut se chiffrer. Pour le moment, le fait est établi, et quelle qu'en soit la juste proportion, nous pouvons nous demander si le classement méthodique des établissements hospitaliers ne serait pas un moyen d'y porter remède.

Examinons d'abord la question pour les hospices où cela est plus facile, nous verrons plus tard ce qui concerne les hôpitaux.

L'égalité du secours d'hospice permet, en effet, de concevoir une répartition plus équitable des assistés, à la condition toujours que la charge financière de l'assistance incombe à la commune où à un syndicat de communes, au département, à l'Etat. Là, l'urgence ne fait plus question, les intérêts ont le temps d'être débattus, les placements étudiés et de la part des postulants, il ne saurait y avoir de difficultés comme pour le secours d'hôpital. Le vieillard ou l'incurable que la commune serait forcé d'assister, accepterait, quel qu'il soit, avec le plus grand bonheur, l'hospice qui lui serait ouvert. Et puisque nous admettons que c'est à la campagne même et non à la ville que l'hospice doit être de

préférence placé, et qu'il ne saurait y avoir de notables différences entre les agréments des divers asiles,
les préférences ne pourraient être justifiées, surtout
de la part de vieillards abandonnés de leur famille,
d'infirmes sans ressources et qui ne réclament ce
secours dernier que par complet dénuement.

Enfin, si nous envisageons l'éventualité du secours
à donner aux indigents ayant acquis le secours départemental ou national, il devient évident que
ces catégories d'assistés peuvent trouver place
dans n'importe quel hospice, et le département ou
l'Etat pourvoir à leur entretien là où ils seront
placés. Il n'y a, nous l'avons dit, aucune raison
pour avoir un hospice départemental ou d'arrondissement, tous peuvent concourir au même privilège. La seule difficulté — et encore en serait-ce
une ? — serait de connaître les places vides et d'en
profiter selon les demandes faites et suivant le besoin.
Le procédé, disons-le en passant, serait même simple, en ce que les demandes d'admission aux secours
d'hospice pour les indigents départementaux ou nationaux seraient instruites au chef-lieu du département, soit par la Commission administrative des
établissements hospitaliers siégeant au chef-lieu, soit,
ce qui serait peut-être préférable, par une Commission telle qu'un Conseil départemental d'assistance ;
la demande instruite et acceptée serait aussitôt suivie
d'une admission préalable à l'hospice du chef-lieu

qui évacuerait à son tour sur les autres hospices du département selon les vides produits. Il y aurait donc, par ce moyen, possibilité de placer dans n'importe quel endroit, cette population de secourus n'ayant aucun caractère communal et par conséquent aucune raison pour être assistée ici plutôt que là.

Pour les différents hospices d'un arrondissement, les communes ayant à placer un indigent et ayant consenti à ce placement, pourraient à défaut de vacances dans l'hospice le plus rapproché, traiter avec tout autre, à condition de pouvoir plus tard bénéficier de la première place vacante. Ce sont là des arrangements possibles, quand il s'agit seulement de vieillards, d'incurables, d'infirmes indigents pour lesquels, je le répète, les secours sont absolument les mêmes partout, se retrouvent identiques dans tous les établissements.

Pour les hôpitaux, la question est plus complexe ; la diversité d'établissements, la différence des besoins, la variété des prix de journée ne permettent pas une répartition uniforme des assistés ; les disponibilités sont plus difficiles à apprécier et enfin, les volontés des intéressés sont là absolument respectables. Mais le classement porte déjà vers un nombre restreint d'établissements les malades indigents de la campagne, et ces établissements, nous le savons, sont dans les villes. On conçoit donc, de suite, qu'il pourrait se produire ainsi un double courant, en sens inverse, portant d'une part les malades indigents vers les hôpitaux les plus considérables et les mieux dotés et occupant pour ainsi dire le sommet de l'échelle de l'assistance départementale et, de l'autre, emportant les vieillards et les infirmes vers les hospices les plus petits et les moins recherchés, hospices ruraux d'abord ; puis inter-communaux et laissant toujours le plus de places vides dans les hospices des villes. Cette progression inverse servirait tous les intéressés ; les assistés d'abord, puis ceux ayant la charge de l'assistance ; car s'il est juste et sage de rechercher le secours d'hôpital, coûtât-il relativement cher, il faudra par contre recourir au secours d'hospice le moins coûteux, celui, à coup sûr, des petits établissements. État, département, communes ont donc un intérêt mutuel à se tendre la main et à associer leurs efforts. On sent là, la nécessité d'un lien commun, pour qu'il n'y ait pas de force perdue, de ressource inutilisée et un Conseil départemental d'assistance pourrait, cela est évident, répondre de tous points, à ce besoin ; il pourrait être compris et constitué sans avoir à s'immiscer dans l'administration des établissements et sans gêner en quoique ce soit, la mission des Commissions administratives, Il ne pourrait que l'aider et la fortifier.

Je crois donc que l'organisation que je préconise en ce moment pourrait remédier à cette inégale distribution et que pour les hospices, au moins, les lits vacants pourraient être tous et facilement utilisés. La question importante est de savoir si ces lits sont suffisants, en proportion des besoins, non seulement actuels, mais à prévoir avec une organisation basée sur l'obligation du secours. C'est un point qu'il nous faut examiner avec attention.

NOMBRE DES LITS

J'arrive ainsi, par la force même des choses à une question difficile entre toutes les autres et cependant des plus intéressantes au point de vue d'une organisation générale de l'assistance hospitalière. Je veux parler du nombre de lits strictement nécessaires à l'assistance dans notre pays. La question se présente sous divers aspects, soit qu'on veuille rechercher s'il convient de faire des créations nouvelles et déterminer, dans ce cas, s'il convient de les affecter aux malades et aux vieillards, soit encore, dans l'hypothèse de ressources suffisantes — ce que tendrait à prouver la grande quantité de lits vacants — s'il ne faudrait pas simplement faire une meilleure répartition des lits actuels.

Ces questions dominent toute tentative d'organisation fructueuse, et il serait, à coup sûr, imprudent, de ne pas se faire tout d'abord à ce sujet une opinion sérieuse et dûment fondée.

Malheureusement, les éléments pour asseoir son jugement sur ce point délicat, sont tellement sujets à contestation, si difficiles à réunir que l'on ne peut arriver à aucune conclusion rigoureuse et décisive. En effet, à part les grandes villes ayant fait des distinctions complètes entre les hôpitaux et les hospices, ayant construit des bâtiments différents et permettant d'évaluer avec précision les lits affectés à chaque catégorie d'assistés, la plupart des autres établissements, sous le nom d'hôpital-hospice, renferment toutes les catégories d'assistés, assez confusément répartis dans les mêmes bâtiments, souvent confondus les uns les autres dans les mêmes salles et il n'est plus possible d'avoir, avec précision, le nombre de lits affectés en propre aux malades et aux vieillards. Ces chiffres varient suivant les statistiques et il est difficile alors de dire quelle est exactement la bonne. La plus complète et la plus religieusement établie date de 1869 et a été faite par le Conseil des Inspecteurs généraux, M. de Lurieu, rapporteur. Elle a dû subir des variations depuis cette date et en outre, elle laisse toujours, sur l'appréciation, faite par les Commissions administratives, des lits affectés à tel ou tel service, planer une certaine obscurité et quelque doute. Cependant, nous aurons à prendre dans ce volumineux dossier beaucoup d'utiles renseignements.

Un autre document, l'Annuaire statistique publié
par le ministère de l'Agriculture et du Commerce,
donne une situation des établissements hospitaliers
plus rapprochés de notre époque — 1882 — et
fournit la séparation des lits d'hospices et d'hôpitaux. Mais le même reproche peut lui être appliqué ;
il est vraiment assez sérieux pour qu'on en tienne
compte ; et à ce point de vue je ne saurais accepter
l'opinion émise par l'honorable M. de Crisenoy
dans son intéressant travail sur les établissements
hospitaliers dans les campagnes. Dans les petits
hôpitaux-hospices, le lit est moins bien défini qu'il
le suppose. Les malades et les infirmes sont confondus dans les mêmes services ; on les catégorise
par validité, par propreté, par utilité, par mille raisons
enfin qui sont loin d'être identiques ; mais la confusion est certaine. Cependant, faute d'autres, plus
satisfaisants, il fallait utiliser ce document et, au
besoin, on eût pu mettre simplement à contribution
le minutieux travail fait par M. de Crisenoy sur
cette question et le mieux eut été de s'en tenir à
ses recherches. Mais cela ne me paraissait pas suffisant, étant donné le but que je me proposais, qui
était d'exposer les résultats fournis par les statistiques, et d'établir en même temps l'état des ressources, idéalement, strictement nécessaires afin de
faire des rapprochements utiles entre les uns et les
autres.

Je vais expliquer ce que j'entends ainsi et le travail de M. de Crisenoy me fournit les exemples à l'appui et me permet de bien poser la question. Ainsi, tout d'abord, M. de Crisenoy dit : « Le nombre de lits d'incurables était au 31 décembre 1882 de 54,839 représentant par rapport à la population totale de la France une proportion moyenne de 15 lits par 10,000 habitants. Ils sont répartis entre les départements dans des proportions très différentes variant entre 38,6 pour 10,000 habitants, chiffre de la Seine et 1 pour 10,000, chiffre de la Corse. »

Ce résultat statistique serait une base sur laquelle on pourrait s'appuyer pour modifier les inégalités départementales et faire diminuer les infériorités numériques de certains départements s'il était prouvé que, d'abord ces chiffres sont exacts, et ensuite qu'ils répondent absolument aux besoins de l'assistance pour les différentes catégories d'assistés ; car, c'est là, le point essentiel, absolument digne d'intérêt, puisque nous voudrions arriver à savoir si d'une manière générale les besoins sont satisfaits et les moyens de secours suffisants.

Or, en prenant avec M. de Crisenoy ce chiffre variable de lits d'hôpital ou d'hospice et en le comparant à la population des départements, aurons-nous la mesure des besoins ? Nous aurons, certes, la notion de ce qui s'y passe, tant de lits de vacants ou occupés par rapport à la population, — bien; mais ce chiffre dira-t-il en même temps le rapport des lits à la population assistée elle-même. Cet élément fait défaut et s'il est possible d'admettre qu'il ait moins d'importance pour l'hospice que pour l'hôpital, il a encore sa valeur et elle est considérable même en ce qui concerne les hôpitaux.

Fallait-il supputer le nombre des indigents des villes et des campagnes par rapport à la population générale et chercher ensuite quelle pouvait être la proportion de ceux reclamant l'assistance hospitalière. M. Th. Roussel a été conduit à admettre que c'était pour la population des campagnes 2,300,000 à 2,500,000 indigents parmi lesquels 600,000 seraient en mesure de requérir les soins médicaux. Mais cette proportion de 1/10 appliquée à la population rurale n'est plus acceptable pour la population indigente urbaine et ouvrière. En outre, inconvénient non moins grave et qui anéantit toutes les tentatives de ce côté, c'est que l'hôpital et même l'hospice ne recueillent pas que des indigents ; il y a, et le nombre en est important, des personnes non indigentes réclamant, moyennant le prix de journée ou de pension, les secours hospitaliers et ces besoins viennent s'ajouter à ceux de l'indigence en vue de laquelle est fait, il est vrai, et avant tout, l'hôpital.

Il fallait encore renoncer à cette voie qui ne

menait à aucune issue praticable et n'apportait aucune solution juste.

Il était donc impossible de ne pas revenir aux documents appartenant à l'assistance hospitalière seule. Le problème s'est ainsi posé dans mon esprit. Un établissement hospitalier satisfait aux besoins de l'assistance et reçoit dans ce but un certain nombre de malades et de vieillards ; combien lui a-t-il fallu de lits pour remplir cet office, dans un temps déterminé, un an, par exemple ? Ce chiffre obtenu, le comparer alors au nombre de lits que l'établissement possède, d'une part, de l'autre, à la population dont il dépend. A la rigueur, cet immense travail eût été possible, établissement par établissement, avec le document considérable de 1869, mais comme la population afférente à chaque établissement eût été d'une appréciation sujette à erreur et que dans l'espèce, il s'agit plutôt d'un renseignement que d'une valeur statistique exacte, j'ai pensé qu'il suffisait d'établir une moyenne.

L'intérêt dominant du secours d'hôpital, ce qui le distingue de celui d'hospice, c'est qu'il est temporaire et non permanent. Dans le mouvement hospitalier, ce qui est, aux yeux du praticien et aussi de l'administrateur, par dessus tout intéressant, est de savoir dans quelle mesure ce secours a été utile, combien en ont heureusement profité et sont sortis guéris, combien aussi n'ont pu échapper à la destinée et sont morts. C'est là le résultat pratique de l'assistance hospitalière et mieux encore que le nombre des admis ou des entrants à une date précise, il dit la valeur du secours hospitalier.

Dans cet ordre d'idées je me suis emparé du résumé fait par M. de Lurieu relativement aux catégories d'assistés et j'ai relevé Tome 1, page 466, les chiffres suivants pour l'année 1864.

POPULATION D'HOPITAL

MALADES CIVILS

		Nombre de malades dont le traitement a pris fin en 1864 par guérison ou par décès	Durée moyenne du traitement
Sexe masculin	malades âgés de plus de 15 ans	162.022	28 jours.
	malades âgés de moins de 15 ans.........	13.977	41 —
Sexe féminin	malades âgés de plus de 15 ans.........	81.260	35 . —
	malades âgés de moins de 15 ans	12.857	44 —
		270.116	37 jours.

Ainsi dans une année les secours hospitaliers ont été donnés à 2,701,116 malades qui ont quitté l'hôpital guéris ou décédés. Ce résultat par rapport à la population de la France donne une moyenne de 8 assistés par 1000 habitants. Cette même opération faite avec les renseignements statistiques de l'Annuaire, pour la même catégorie d'assistés, —

mais probablement moins précise — donne 12 pour 1000 habitants. Voulant atténuer ce que ces deux résultats auraient d'excessif, dans un sens ou dans l'autre, j'ai pris la moyenne des deux chiffres ainsi obtenus — soit 10 pour 1000, ce qui me rapprochait beaucoup, disons-le, de la moyenne des admis à l'assistance hospitalière, soit 11 pour 1000. Ainsi, le résultat de cette recherche était que 1 pour 100 de la population profitait, pendant une année des secours hospitaliers, c'était pour la France 374.052 assistés.

D'autre part, la durée moyenne du traitement pour chaque assisté, d'après le relevé de M. de Lurieu étant, pour cette même année de 37 jours, il en résulte que pour l'année entière, soit 365 jours, le même lit a pu servir à 9,8 malades, soit 10 malades, pour plus de facilités dans nos explications.

Le dixième du chiffre obtenu précédemment, c'est-à-dire des secourus, représentera donc le nombre de lits qui eût été strictement nécessaire à l'assistance hospitalière pour subvenir aux secours donnés dans toute la France pendant cette année, soit 37.405 lits.

Si nous rapprochons ce chiffre de celui fourni par la statistique de M. de Lurieu, nous trouvons que cette même année, on comptait 71.386 lits d'hôpitaux, ce qui fait, que puisque les besoins constatés eussent pu n'en réclamer que 37.405, 33.981 ont

pu être inutiles ou inoccupés, c'est une proportion
de 47 pour 100, pour les lits inoccupés, de 51 pour
100 pour les lits nécessaires.

M. de Crisenoy constate un résultat à peu près
semblable avec les chiffres de l'Annuaire pour l'année 1882 ; il trouve 72.025 lits d'hôpital et d'après
le nombre de lits occupés à la date du 31 décembre,
il constate que la proportion des lits occupés s'élève
à 48 pour 100,

Les relevés faits par M. de Crisenoy en 1878
avaient fourni le chiffre de 40 pour 100 ; M. Monod,
dans les renseignements authentiques, mais certainement incomplets qu'il présentait au Conseil Supérieur
de l'assistance, constatait également que sur 39.248
lits d'hôpital, 40 pour 100 étaient restés vacants.
Cette proportion, on le voit, est un peu variable
selon les différentes enquêtes ; mais, malgré l'écart qui
peut exister entre le résultat rigoureux résultant de
l'examen que j'ai fait des chiffres fournis par M. de
Lurieu et ceux obtenus par MM. de Crisenoy et Monod, et tenant compte des erreurs inévitablement com-
mises dans ces statistiques, il n'en demeure pas moins
certain que de ces rapprochements se dégage un fait
indiscutable, saisissant, constant et il est démontré que
l'assistance hospitalière, d'après la façon dont le secours est distribué, a des ressources en lits qui, pour
la moyenne des secours, sont suffisantes et s'il est
légitime d'admettre que depuis 1864 le nombre de

lits inoccupés ait pu aller en diminuant, par contre de nouvelles créations ont été faites et ont augmenté de même les ressources et les disponibilités.

Notons aussi, comme indication ayant d'autant plus de valeur que l'assistance hospitalière, d'après les résultats constatés, semble avoir conservé ses mêmes allures fonctionnelles depuis 1864 jusqu'à maintenant, que nos calculs nous ont fourni une moyenne de lits employés, facile à compter par rapport à la population, puisque nous avons vu qu'il fallait 1 lit par 1000 habitants. Nous appliquerons plus tard ce calcul à chaque département, quand, après avoir recherché les résultats concernant les lits d'hospices, ainsi que nous venons de le faire pour ceux d'hôpitaux, nous rapprocherons tous ces résultats et en tirerons les conclusions possibles et les enseignements utiles.

Pour les hospices, j'ai procédé de la même manière. L'enquête de 1869 donne les chiffres suivants :

POPULATION D'HOSPICE

Nombre des assistés en 1864

Vieillards et infirmes admis en demeure dans les hospices		
	Sexe masculin.....	19.880
	Sexe féminin......	25.290
		44.170

Par rapport à la population ce chiffre donnerait la proportion de 1,2 assistés par 1000 habitants. Seulement ce rapport ne permettrait pas de conclure exactement au nombre de lits nécessaires dans les hospices et, en fait, la population hospitalisée actuelle s'étend à d'autres catégories ; il faut ajouter aux vieillards et infirmes, les aliénés, non pas dits de passage, mais ceux à demeure daus les quartiers d'hospice , les enfants idiots ou infirmes, etc.

Mais ne tenons compte que des aliénés des quartiers d'hospice qui figurent bien, en effet, parmi les hospitalisés, occupant des lits d'hospice, dans la statistique de de Lurieu et qui, très probablement, sont aussi contenus dans l'Annuaire, tant la concordance des chiffres des deux statistiques est grande ; négligeons les enfants idiots ou orphelins, qui demandent et occupent pourtant une petite place , nous resterons plus près de ce qui est la vérité pour les besoins actuels de l'hospice.

Aux chiffres de M. de Lurieu, déjà cités : 45.170 assistés, ajoutons pour la même année les 9.903 aliénés occupant bien en réalité des lits comptés comme lits d'hospices , nous avons 55.073 assistés ; ce qui donne pour l'année 1864 une proportion de 1,5 pour 1000 habitants. M. de Crisenoy trouve exactement le même résultat, d'après l'Annuaire pour 1882. Ce qui prouve que depuis 1864 la proportion des secourus est restée la même par rapport à la population et nous permet de conserver pour l'assistance de l'hospice , comme expression définitive et constante des besoins, le chiffre de 1,5 pour 1000 habitants.

Voyons maintenant, ce qu'ainsi comprise, cette assistance demande de lits pour donner satisfaction aux nécessités. Nous n'avons plus ici à nous préoccuper de la difficulté d'apprécier la durée du traitement, cet élément est négligeable ; les mouvements de cette population hospitalière, par sortie et par décès, sont les seuls à mettre en cause et dans l'ensemble ils sont trop peu importants pour constituer un grand écart avec ceux des admis ; si donc, en réalité un lit d'hospice n'est pas occupé toute l'année par un seul malade, la différence sur l'ensemble et par suite sur la moyenne que nous voulons établir est si minime qu'il est absolument permis de considérer le lit comme appartenant à un seul assisté ; comme conséquence, la proportion de 1,5 assisté pour 1000 habitants est aussi celle du lit utile, ce qui porte à 56.017 le chiffre des assistés et celui des lits nécessaires pour cette période de l'année 1864, que nous avons prise pour type.

Comme nous l'avons fait pour les hôpitaux, rapprochons ce chiffre de celui des lits existants à cette époque d'après l'enquête de Lurieu, 65,457 et nous constatons que 9.350 étaient inutiles ou inoccupés, soit une proportion de 14 pour 100. Le rapport inverse des lits occupés est de 86 pour 100, ce qui se rapproche assez du chiffre constaté par M. de Crisenoy, pour l'année 1882, d'après les chiffres de l'Annuaire. La proportion fournie par M. Monod pour les lits d'hospice inoccupés est encore plus considérable, 22 pour 100.

Pour les hôpitaux, comme pour les hospices, tous ces résultats rapprochés présentent un réel intérêt; quant à leur divergence, il faut la constater sans en rien conclure, si ce n'est qu'il est difficile d'obtenir la précision en cette matière et que ce sera un rude labeur que de vouloir arriver à une rigueur absolue.

Je crois utile de mettre en parallèle, dans un même tableau, (*) ces divers documents et je les ai groupés par départements et par statistique, les faisant précéder du résultat obtenu par le calcul dont j'ai exposé le procédé plus haut.

(*) Dans ce tableau, la première série comprend les lits calculés à raison de 1 lit d'hôpital et de 1,5 lit d'hospice pour 1000 habitants. Les autres séries reproduisent intégralement les chiffres fournis par M. de Lurieu, par l'Annuaire et par M. Monod, dans le fascicule 16 des publications du Conseil supérieur de l'assistance publique. Cette dernière statistique contient, évidemment, quelques erreurs dues à l'insuffisance des renseignements fournis en ce qui concerne quelques grandes villes.

DÉPARTEMENTS	Nombre de Lits calculés			MONOD — 1886			DE LURIEU — 1864			ANNUAIRE — 1882		
	hôpitaux	hospices	TOTAL	hôpitaux	hospices	TOTAL	hôpitaux	hospices	TOTAL	hôpitaux	hospices	TOTAL
Ain..............	364	546	910	520	258	778	549	248	797	609	163	772
Aisne.............	555	832	1387	699	772	1471	995	1028	2023	1130	460	1590
Allier.............	424	636	1060	432	231	663	914	679	1593	945	374	1317
Alpes-Basses	129	193	322	301	270	571	344	279	623	325	210	535
Alpes-Hautes.......	122	183	305	158	102	260	151	65	216	119	89	208
Alpes-Maritimes	238	357	595	382	317	699	441	291	732	576	169	745
Ardèche............	375	562	937	376	360	736	346	200	546	378	222	600
Ardennes.	332	498	830	148	950	1098	328	694	1022	292	496	788
Ariège	237	405	642	112	186	298	303	146	449	305	95	400
Aube..............	257	385	642	253	317	570	263	231	494	295	317	612
Aude	332	498	830	215	594	809	589	801	1390	621	434	1055
Aveyron............	415	622	1037	320	275	695	499	518	1017	410	345	755
Belfort (territoire de).	79	117	196							83	37	120
Bouches-du-Rhône..	604	906	1510	1666	1306	2972	2137	1313	3452	2028	1003	3031
Calvados	437	655	1092	738	1471	2209	886	1430	2316	670	1060	1730
Cantal.............	241	361	602	189	322	511	362	386	748	311	218	529
Charente	366	549	915	122	138	260	462	257	719	479	255	334
Charente-Inférieure..	462	693	1155	482	594	1076	538	668	1206	478	406	884
Cher..............	335	522	887	207	25	232	407	302	709	304	140	444
Corrèze	326	489	815	82	150	232	503	115	618	297	113	410
Corse.............	278	417	695	63	28	91	248	26	274	170	30	200
Côte-d'Or	381	571	952	410	559	969	900	647	1547	901	399	1300
Côtes-du-Nord	628	942	1570	855	606	1461	762	645	1407	664	516	1180
Creuse	284	426	710	122	142	264	208	76	284	159	61	220
Dordogne..........	492	738	1230	277	155	432	664	117	781	546	170	716
Doubs.............	310	465	775	667	610	1277	749	354	1103	721	165	886
Drôme.............	314	471	785	179	266	445	681	311	992	767	273	1040
Eure..............	358	537	895	306	465	771	700	706	1406	648	316	994

Eure-et-Loir	283	424	707	428	394	822	492	487	979	561	475	1036
Finistère	707	959	1666	326	956	1282	865	1087	1952	710	693	1403
Gard	417	625	1042	337	536	1578	1085	689	1774	662	556	1218
Haute-Garonne	481	721	1202	31	192	223	555	1236	1791	542	176	718
Gers	274	561	835	129	348	577	367	356	723	430	380	810
Gironde	775	1162	1937	753	624	1377	1035	909	1944	1061	599	1660
Hérault	439	658	1097	2316	660	2976	1697	1573	3270	2246	720	2966
Ille-et-Vilaine	621	931	1552	536	518	1054	1086	1352	2438	1127	1220	2347
Indre	296	444	740	373	247	610	393	215	608	474	150	624
Indre-et-Loire	340	510	850	658	325	983	611	851	1462	715	362	1077
Isère	581	871	1452	546	463	1009	1117	650	1767	884	996	1880
Jura	281	421	702	291	103	394	443	158	601	379	90	469
Landes	302	453	755	269	157	426	340	53	393	336	60	396
Loir-et-Cher	279	418	697	531	491	1022	684	366	1050	591	275	866
Loire	603	904	1507	1058	1162	2220	932	741	1673	892	1017	1909
Haute-Loire	320	480	800	55	429	984	353	677	1030	310	541	851
Loire-Inférieure	643	964	1607	971	1260	2231	1822	1057	2879	2225	780	3005
Loiret	374	561	935	608	873	1481	736	1370	2106	760	1235	1995
Lot	271	406	677	91	569	660	241	355	596	345	325	670
Lot-et-Garonne	307	460	767	272	349	621	415	197	612	400	223	623
Lozère	141	211	352	111	282	393	206	179	385	197	163	360
Maine-et-Loire	527	790	1317	874	1211	2085	906	1372	2278	1115	1278	2393
Manche	520	770	1290	497	1081	1578	1022	1372	2394	1070	868	1938
Marne	429	633	1172	333	494	827	959	1208	2167	1036	860	1896
Marne-Haute	247	370	617	132	97	229	384	125	509	152	47	199
Mayenne	340	510	850	683	830	1513	643	737	1380	631	746	1377
Meurthe-et-Moselle	431	646	1077	628	1255	1983	718	1370	2088	956	729	1685
Meuse	291	436	727	297	578	875	552	826	1378	451	402	893
Morbihan	535	802	1337	36	201	567	833	995	1728	951	532	1483
Nièvre	347	520	867	303	277	580	366	239	605	492	122	614
Nord	1670	2505	4175	740	2063	2803	827	2700	3527	2137	5004	7141
Oise	403	604	1007	300	1027	1327	400	1234	1634	439	667	1106
Orne	367	550	917	245	435	670	406	453	859	450	385	835
Pas-de-Calais	853	1279	2132	1228	2986	4214	1168	1507	2675	1157	1298	2435

DÉPARTEMENTS	Nombre de Lits calculés			MONOD — 1886			DE LURIEU — 1864			ANNUAIRE — 1882		
	hôpitaux	hospices	TOTAL	hôpitaux	hospices	TOTAL	hôpitaux	hospices	TOTAL	hôpitaux	hospices	TOTAL
Puy-de-Dôme	570	855	1425	224	1189	1413	831	984	1815	778	709	1487
Pyrénées-Basses	432	648	1180	253	284	537	499	486	985	610	196	806
Pyrénées-Hautes....	234	351	585	206	292	498	206	238	444	348	154	502
Pyrénées-Orientales.	211	306	517	237	74	311	413	125	538	270	30	300
Rhône	772	1158	1930	291	16	407	3654	963	4617	3387	1237	4624
Saône-Haute.......	290	435	725	172	136	308	274	165	439	302	86	388
Saône-et-Loire	625	937	1662	566	619	1185	908	557	1465	943	443	1386
Sarthe	436	654	1090	405	672	1077	575	559	1134	640	461	1101
Savoie	267	400	667	777	114	891	271	466	737	341	355	696
Savoie-Haute.......	275	412	687	172	132	304	173	97	270	295	77	372
Seine	2961	5441	8402				7669	11202	18871	10375	10961	20336
Seine-Inférieure	833	1249	2082	3115	2357	5472	2062	2201	4263	2292	1874	4166
Seine-et-Marne	355	532	887	373	357	730	747	843	1590	807	549	1356
Seine-et-Oise	618	937	1655	787	828	1615	929	792	1721	1037	685	1722
Sèvres (Deux)......	353	529	882	177	276	453	926	480	1406	560	276	836
Somme............	548	822	1370	938	1365	2303	1114	1303	2417	1104	1183	2287
Tarn.............	358	537	895	163	620	783	482	429	921	422	328	750
Tarn-et-Garonne ...	214	321	535	119	226	345	500	462	962	755	348	1073
Var...............	283	424	707	546	594	1140	863	471	1334	687	394	1081
Vaucluse	241	361	602	521	892	1413	528	669	1197	1027	682	1709
Vendée...	434	651	1085	534	359	913	322	366	688	347	176	523
Vienne	342	513	855	347	572	919	514	714	1108	693	431	1124
Vienne-Haute	363	544	907	20	339	359	683	268	951	654	203	857
Vosges............	413	619	1032	524	572	1096	518	446	964	616	326	942
Yonne	355	532	887	362	137	499	641	218	859	642	165	807
TOTAUX GÉNÉRAUX.	38588	58152	96740	39248	47694	87212	71386	65547	136943	72025	54859	126864

RÉSUMÉ DU TABLEAU

I. Départements dans lesquels le nombre total des lits *calculés* d'hôpital et d'hospice est supérieur à ceux fournis par les statistiques :

1°	2°	3°
DE LURIEU (1864)	ANNUAIRE (1882)	MONOD (1886)
Ain.	Ain.	Ain.
		Allier.
Hautes-Alpes.	Hautes-Alpes.	Hautes-Alpes.
	Alpes-Maritimes.	
Ardèche.	Ardèche.	Ardèche.
	Ardennes.	
Ariège.	Ariège.	Ariège.
Aube.	Aube.	
Aveyron.	Aveyron.	
	Cantal.	Cantal.
Charente.	Charente.	
	Charente-Inférieure.	Charente-Inférieure.
Cher.	Cher.	Cher.
Corrèze.	Corrèze.	Corrèze.
Corse.	Corse.	Corse.
Côtes-du-Nord.	Côtes-du-Nord.	Côtes-du-Nord.
Creuse.	Creuse.	Creuse.
Dordogne.	Dordogne.	Dordogne.
		Drôme.
		Eure.
	Finistère.	Finistère.
	Haute-Garonne.	Haute-Garonne.
Gers.	Gers.	Gers.

	Gironde.	Gironde.
Indre.	Indre.	Indre.
		Ille-et-Vilaine.
		Isère.
Jura.	Jura.	Jura.
Landes.	Landes.	Landes.
Lot.	Lot.	Lot.
Lot-et-Garonne.	Lot-et-Garonne.	Lot-et-Garonne.
		Marne.
Haute-Marne.	Haute-Marne.	Haute-Marne.
		Morbihan.
Nièvre.	Nièvre.	
Nord.		
Orne.	Orne.	
		Puy-de-Dôme.
Pyrénées-Basses.	Pyrénées-Basses.	Pyrénées-Basses.
Pyrénées-Hautes.	Pyrénées-Hautes.	Pyrénées-Hautes.
	Pyrénées-Orientales.	Pyrénées-Orientales.
Saône-Haute.	Saône-Haute.	Saône-Haute.
Saône-et-Loire.	Saône-et-Loire.	Saône-et-Loire.
		Sarthe.
Haute-Savoie.	Haute-Savoie.	Haute-Savoie.
		Seine-et-Marne.
		Seine-et-Oise.
	Deux-Sèvres.	Deux-Sèvres.
	Tarn.	Tarn.
Vendée.	Vendée.	Vendée.
Vosges.	Vosges.	
	Haute-Vienne.	Haute-Vienne.
Yonne.	Yonne.	Yonne.

31 Départements.   41 Départements.   44 Départements.

24 Départements communs à toutes les statistiques.

II. Départements dans lesquels le nombre *calculé* des lits d'hôpitaux est supérieur à ceux fournis par les statistiques :

1°	2°	3°
DE LURIEU.	MONOD.	ANNUAIRE.
	Ariège.	
		Hautes-Alpes.
Ardèche.		
Ardennes.	Ardennes.	Ardennes.
	Aube.	
	Aude.	
	Aveyron.	Aveyron.
	Cantal.	
	Charente.	
	Cher.	Cher.
	Corrèze.	Corrèze.
Corse.	Corse.	Corse.
Creuse.	Creuse.	Creuse.
	Dordogne.	
	Drôme.	
	Eure.	
	Finistère.	
	Gard.	
	Haute-Garonne.	
	Gers.	
	Gironde.	
	Ille-et-Vilaine.	
	Isère.	
	Landes.	
	Haute-Loire.	Haute-Loire.

Lot,	Lot,	
	Lot-et-Garonne.	
	Lozère.	
	Manche.	
	Marne.	Haute-Marne,
	Haute-Marne,	
	Morbihan.	
	Nièvre.	
Nord.	Nord.	
Oise,	Oise.	
	Orne.	
	Puy-de-Dôme.	
	Pyrénées-Basses.	
Pyrénées-Hautes.	Pyrénées-Hautes.	
	Rhône.	
Haute-Saône.	Haute-Saône.	
	Saône-et-Loire.	
	Sarthe.	
Haute-Savoie.	Haute-Savoie.	
	Seine-et-Marne.	
	Deux-Sèvres.	
	Tarn.	
	Tarn-et-Garonne,	
	Haute-Vienne.	
Vendée.		Vendée.
Vienne.		

12 Départements.   47 Départements.   10 Départements.

3 Départements communs.

III. Départements dans lesquels le nombre *calculé* des lits d'hospices est supérieur à ceux fournis par les statistiques :

1°	2°	3°
DE LURIEU.	MONOD.	ANNUAIRE.
Ain.	Ain.	Ain.
	Aisne.	Aisne.
	Allier.	Allier.
Alpes-Hautes.	Alpes-Hautes.	Alpes-Hautes.
Alpes-Maritimes.	Alpes-Maritimes.	Alpes-Maritimes.
Ardèche.	Ardèche.	Ardèche.
Ariège.	Ariège.	Ariège.
Aube.	Aube.	Aube.
Aveyron.	Aveyron.	Aveyron.
	Cantal.	Cantal.
Charente.	Charente.	Charente.
Charente-Inférieure.	Charente-Inférieure.	Charente-Inférieure.
Cher.	Cher.	Cher.
Corrèze.	Corrèze.	Corrèze.
Corse.	Corse.	Corse.
	Côte-d'Or.	Côte-d'Or.
Côtes-du-Nord.	Côtes-du-Nord.	Côtes-du-Nord.
Creuse.	Creuse.	Creuse.
Dordogne.	Dordogne.	Dordogne.
Doubs.		Doubs.
Drôme.	Drôme.	Drôme.
	Eure.	Eure.
	Eure-et-Loire.	
	Finistère.	Finistère.
	Gard.	Gard.

	Haute-Garonne.	Haute-Garonne.
Gers.	Gers.	Gers.
Gironde.	Gironde.	Gironde.
	Ille-et-Vilaine.	
Indre.	Indre.	Indre.
	Indre-et-Loire.	Indre-et-Loire.
Isère.	Isère.	
Jura.	Jura.	Jura.
Landes.	Landes.	Landes.
Loir-et-Cher.		Loir-et-Cher.
Loire.		
	Haute-Loire.	
		Loire-Inférieure.
		Lot.
Lot-et-Garonne.	Lot-et-Garonne.	Lot-et-Garonne.
Lozère.		Lozère.
	Marne.	
Haute-Marne.	Haute-Marne.	Haute-Marne.
	Morbihan.	Morbihan.
Nièvre.	Nièvre.	Nièvre.
	Nord.	
Orne.	Orne.	Orne.
		Puy-de-Dôme.
Pyrénées-Basses.	Pyrénées-Basses.	Pyrénées-Basses.
Pyrénées-Hautes.	Pyrénées-Hautes.	Pyrénées-Hautes.
Pyrénées-Orientales.	Pyrénées-Orientales.	Pyrénées-Orientales.
Rhône.	Rhône.	
Haute-Saône.	Haute-Saône.	Haute-Saône.
Saône-et-Loire.	Saône-et-Loire.	Saône-et-Loire.
Sarthe.		Sarthe.
	Savoie.	Savoie.
Haute-Savoie.	Haute-Savoie.	Haute-Savoie.
	Seine-et-Marne.	

Seine-et-Oise.	Seine-et-Oise.	Seine-et-Oise.
Deux-Sèvres.	Deux-Sèvres.	Deux-Sèvres.
Tarn.		Tarn.
	Tarn-et-Garonne.	Tarn-et-Garonne.
		Var.
Vendée.	Vendée.	Vendée.
Haute-Vienne.	Haute-Vienne.	Haute-Vienne.
		Vienne.
Vosges.	Vosges.	Vosges.
Yonne.	Yonne.	Yonne.

46 Départements.   57 Départements.   60 Départements.

37 communs aux trois statistiques.

J'ai pris le soin de bien indiquer que je n'attribuais aux chiffres, dans la circonstance, aucune valeur statistique rigoureuse, je n'entends donc pas en tirer des conclusions absolues. Je ne les ai rapprochés les uns des autres qu'à titre de renseignements. Quoi qu'il en soit, ces indications peuvent avoir encore leur utilité et nous servir au moins de guides dans l'appréciation des moyens à mettre en œuvre.

Je tiens d'abord à insister un peu sur la valeur comparative du nombre de lits *calculés* nécessaires selon l'assistance effective distribuée, avec ceux fournis par les renseignements de MM. de Lurieu, Monod et de Crisenoy, et cela à cause même de la rigueur avec laquelle j'ai établi ce terme de rapprochement. J'ai pris d'un côté, seulement les malades civils, écartant, de mes appréciations, en ce qui concer-

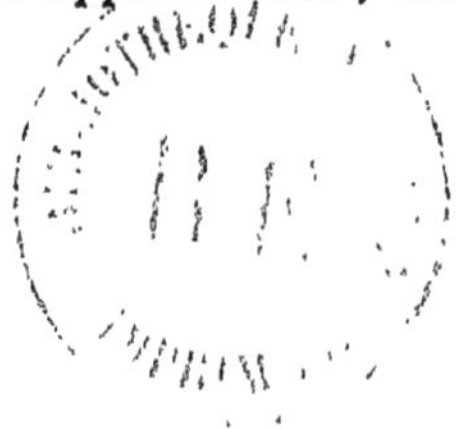

nait les lits d'hôpitaux, les aliénés dits de passage, les enfants, les voyageurs, qui représentent des catégories d'assistés que les uns peuvent attribuer aux hôpitaux, les autres aux hospices ; de même pour les lits d'hospices je n'ai conservé que les vieillards et les infirmes, comptant seulement les aliénés des quartiers d'hospice. J'ai donc pris les catégories qui réclament exclusivement, sans discussion possible, l'assistance, pour les uns de l'hôpital, pour les autres de l'hospice. Dans ces conditions, puisque je laisse de côté certains éléments discutables, mes recherches ne sauraient donc pêcher par excès, mais bien par défaut et, par suite, mes résultats ne représentent qu'un *minimum*, extrêmement insuffisant surtout dans les départements pourvus de grandes villes. (*)

(*) Dans les villes dont la population dépasse 80.000 habitants, la situation hospitalière prend un caractère exceptionnel et la proportion des lits d'hôpitaux varie depuis 1 lit pour 75 habitants jusqu'à 1 pour 300 ; celle des lits d'hospice est également variable depuis 1 lit pour 75 habitants jusqu'à 1 pour 350. C'est du moins ce qui résulte des renseignements que j'ai pu puiser dans les comptes-rendus des hospices de quelques grandes villes, telles que : Angers, Nancy, Nantes, Bordeaux, Rennes, Rouen, Le Havre, Lyon, Marseille. Mais il ne faut pas supposer que c'est pour suffire seulement aux besoins de la population indigente de la ville que tant de lits sont nécessaires ; il faut pourvoir aux nécessités de la population flottante, ouvrière, qui fournit un gros contingent de malades, des payants de toutes catégories, de la commune ou du dehors, enfin du personnel toujours très nombreux dans ces vastes établissements. Ainsi on se rend compte que les hôpitaux et hospices des grandes villes dont les ressources maté-

Tout au contraire, dans les renseignements fournis par M. de Lurieu, aussi bien que par l'Annuaire ou par M. Monod, la séparation est moins nettement établie entre ces divers besoins qui peuvent trouver satisfaction soit du côté de l'hôpital, soit de l'hospice et prêter à une élévation correspondante du nombre de lits.

Cependant, dans ces conditions qui sont favorables, pour les diverses statistiques à une augmentation de lits, je constate, à ma grande surprise, en les rapprochant de mes résultats qui pèchent par défaut, que, d'après la population moyenne des assistés pendant une année dans toute la France et pour le nombre des lits d'hôpitaux et d'hospices réunis, d'après M. de Lurieu, 31 départements, d'après M. Monod, 44, d'après l'Annuaire 41, ont un nombre de lits *inférieur* à la moyenne calculée nécessaire, et sur ces différents départements, 24 figurent dans toutes les statistiques. Voilà donc bien, plus d'un quart des départements ayant une organisation hospitalière insuffisante et péchant par un défaut de ressources matérielles. Par contre, nous pouvons constater que la proportion supérieure de

---

rielles sont considérables, quoique pourtant souvent encore insuffisantes, ne sont pas faits seulement pour les besoins limités de la population indigente et qu'élargissant forcément de beaucoup le champ du secours hospitalier, ils doivent être considérés comme remplissant un rôle particulier et spécial dans l'assistance publique.

lits constatée dans d'autres départements est surtout sensible dans les centres industriels, populeux où l'accumulation des moyens de secours est devenue une nécessité absolue et appartient principalement aux villes importantes.

En moyenne, nous ne sommes donc pas plus riches en lits qu'il convient ; là où les ressources sont considérables, les besoins le sont aussi, là où elles manquent, l'assistance fait défaut ; mais il serait impossible de tirer parti d'un superflu, s'il existait dans quelques endroits, pour en faire profiter ce quart du territoire insuffisamment doté.

Cette première constatation faite, nous pouvons aller plus loin et chercher si la pénurie des ressources porte sur les lits d'hôpitaux ou sur ceux d'hospice.

Nous constatons que, par rapport aux lits nécessaires calculés d'après l'assistance distribuée, l'infériorité numérique se retrouve :

POUR LES HOPITAUX

D'après M. de Lurieu dans 12 départements.
    —   M. Monod   —   47   —
    —   l'annuaire   —   10   —
Dont 3 sont communs.

POUR LES HOSPICES

D'après M. de Lurieu dans 46 départements.
    —   M. Monod   —   57   —
    —   l'annuaire   —   60   —
Dont 37 sont communs.

La conclusion est facile, l'infériorité porte surtout sur les lits d'hospice et cela dans une proportion considérable. Il est relativement peu de départements n'ayant pas la moyenne de lits calculés nécessaires pour le service des malades (*), et un très grand nombre au contraire n'ont pas celle également indispensable pour l'assistance des vieillards et des incurables.

Nous n'avons donc guère, considérant le grand nombre de lits inoccupés, qu'une richesse apparente, et s'il est admissible que l'infériorité des lits d'hôpitaux ne soit pas considérable, ou même qu'il y en ait suffisamment, ce qui n'est pas, la pénurie des lits d'hospices est notoire et il serait vraiment difficile de tirer parti des lits d'hôpitaux vacants, s'il y en avait, pour en faire profiter l'assistance des incurables, à moins d'augmenter encore la confusion si fâcheuse qui existe déjà dans un très grand nombre d'hôpitaux mixtes.

(*) Cela s'explique parce que les hôpitaux sont surtout placés dans les villes, qu'ils ont des dotations élevées et qu'ils les appliquent à d'autres besoins que ceux de la population indigente locale. En outre, la moyenne de 1 lit pour 1000 est excessivement faible ; elle ne pourrait pas suffire aux nécessités résultant des différentes catégories d'assistés et des services spéciaux. Cette moyenne serait donc inapplicable aux hôpitaux classés et il faudrait évidemment l'établir sur d'autres bases, tout en la proportionnant cependant au chiffre de la population.

Si le grand nombre des lits vacants n'implique pas, comme nous le voyons, une excessive richesse en ressources matérielles, ce résultat important, doit avoir cependant une signification et porter son enseignement. C'est ce qu'il faut chercher.

RÉPARTITION DES RESSOURCES

LITS VACANTS

On ne saurait avoir le moindre doute sur la limitation excessive en notre pays du secours hospitalier. Un lit d'hôpital utilisé pour 1000 habitants, — 48 pour 100 des lits existants, occupés seulement —; ces deux rapports indiquent nettement qu'en 1864, le secours hospitalier était réduit à des proportions minimes. Depuis, en a-t-il été toujours de même ? Les résultats constatés par M. de Crisenoy, pour 1882, sont à coup sûr un peu plus satisfaisants, — 1,9 lits pour 1000 habitants et 32 pour 100 seulement des lits vacants — et donnent l'indication d'une progression dans les secours de l'assistance, mais tellement minime qu'on ne peut pas la considérer comme un progrès suffisant, mais seulement comme l'indice d'un effort fait pour augmenter les ressources matérielles de l'assistance hospitalière. Cette limitation du secours, cette restriction, est-elle volontaire, comme sembleraient l'indiquer les lits disponibles, ou bien est-elle imposée ?

Je ne crois pas qu'il faille se faire d'illusion à ce sujet; elle est imposée. Sans entrer dans des détails financiers trop étendus, je puis citer seulement quelques chiffres.

En 1864, les revenus provenant de la dotation, déduction faite des charges et frais de régie étaient pour la France de 25.821.385 fr. ; en 1882, dans les mêmes conditions, ces revenus s'élèvent à 34.609.986 francs. Les recettes ordinaires de 1864, — 61.973.950 francs — excèdent les dépenses — 57.881.414 — de 4.092.536 fr.

En 1882, les recettes — 108.182.686 fr. — excèdent les dépenses — 102.717.149 — de 5.465.537. La dotation augmente un peu, les recettes beaucoup plus et les dépenses suivent la même progression, l'écart qui re-représente très vraisemblablement la part des dépenses extraordinaires reste le même. On peut en conclure que l'assistance dépense en secours ce qu'elle a de disponible, qu'elle thésaurise peu, puisque sa dotation a peu augmenté, malgré l'apport sensible de la charité privée. Restriction imposée, telle est la vérité; limitation nécessaire, malgré les besoins constatés et les disponibilités, telle serait la réponse la plus exacte à faire, à mon avis, à la question que je posais tout à l'heure.

Cette limitation du secours a-t-elle une influence sur les disponibilités, est-elle pour quelque chose dans cette inégale répartition des ressources ? Cela n'est guère à supposer. Il faut considérer le fait, non pas dans les effets qu'il peut produire, mais bien plutôt dans les causes qui l'engendrent, car il prouve que les besoins de l'assistance ne sont pas satisfaits, que la misère publique augmente peut-être et que l'assistance ne peut lui venir suffisamment en aide. Il y a là un malaise évident, dont il faut trouver les causes, si on veut le faire disparaître. Le défaut d'organisation, le domicile de secours mal établi, la mobilité de la population, l'inégalité des ressources budgétaires en sont au moins les principales. Je ne veux pas ici, dans une étude dont l'objet est restreint, m'étendre à ce propos dans des considérations dont l'intérêt est grand, mais qui m'éloigneraient trop de mon sujet ; je dois m'en tenir à un rapide aperçu, car il est nécessaire de ne pas garder sur leur influence dans l'assistance publique, un silence trop absolu.

Avec le défaut d'organisation générale, nous touchons à une plaie vive de notre pays, toujours saignante et sensible malgré le temps énorme passé à la constater, la voir, la palper du doigt, et non pas à la guérir. L'assistance médicale dans les campagnes, qui en est la base, l'élément principal, est encore à créer et à l'heure actuelle on cherche à découvrir le meilleur mode d'assistance. Pendant longtemps, on

s'était contenté, procédé facile, de laisser à la libre gé-
nérosité des praticiens et à leur dévouement tradition-
nel le soin de secourir les malheureux et on savait si
bien quel fond on pouvait faire sur cette philanthropie
professionnelle que des administrateurs ont pensé
qu'on ne trouverait jamais mieux ni surtout moins
cher et ils ont érigé cette forme d'assistance en doc-
trine économique. Inutile de dire que, se lassant
non pas d'être généreux et dévoués, mais seulement
victimes, les praticiens, voyant de bien des côtés
l'exploitation sociale croître contre leur profession,
ont fini par protester et à leur tour, ont créé des
moyens de protection.

C'était bien un peu le cas de légitime défense.
Les procédés économiques d'autrefois doivent donc
disparaître, et même dans un temps assez rapide,
cela va de soi. Les communes rurales, les premières,
subiront les conséquences des revendications médicales, et comme conséquence, auront le bénéfice
d'une organisation de l'assistance. Qu'elle soit librement consentie par les communes ou les syndicats
de communes, qu'elle soit suscitée par l'administration
supérieure, cette assistance sera le point de départ
d'une organisation générale, s'étendant partout et à
tout. Car, dans toute cette œuvre de bienfaisance
publique, on s'aperçoit aisément, à mesure qu'on
fouille, qu'on visite les coins, que tout se tient et
s'enchaîne et que partant d'en bas, du dernier éche-

lon, on arrive malgré soi, porté tout en haut par une force maîtresse et irrésistible — la logique.

Aussi, cette petite organisation communale qui va naître forcément de la résistance du corps médical, c'est le premier degré, et c'est tout. Car, une fois faite, il y a, de suite, en dehors d'elle, une foule d'indigents dont il n'est plus possible de ne pas s'occuper et c'est l'assistance départementale et nationale qui naissent et s'organisent à leur tour.

Elle est donc impérieuse et pressante à trancher, cette question du domicile de secours qui est la base financière, — le nerf — de toute assistance sérieuse et le Conseil supérieur de l'assistance a eu dès ses premières assises à étudier la solution de ce problème important et il en a tracé les principales conditions pour la commune, le département, l'Etat. De ce côté, un pas énorme est fait.

Une cause dont l'influence est des plus grandes sur le secours hospitalier est la mobilité de la population ; mobilité souvent constatée, chiffrée même et qui s'est chaque jour accentuée au profit des villes et au détriment des campagnes. Cet accroissement de la population urbaine et surtout ouvrière, exposée par les chômages, les accidents, les maladies, à la nécessité d'un secours, a contribué largement à la progression croissante des secours hospitaliers urbains. De là une augmentation de lits dans les hôpitaux des villes, des créations de pavillons nouveaux,

d'hôpitaux entiers, si bien que le chiffre des lits urbains a élevé considérablement le nombre total des
lits en France et haussé les moyennes. Paris, Lyon,
Marseille , Bordeaux , etc. , arrivent avec un
contingent formidable, excédant dans des proportions
excessives les besoins de leur population fixe, mais
encore relativement insuffisant puisque tous ces hôpitaux sont encombrés à cause des nécessités de la
population flottante.

Mais si les ressources ont augmenté du côté des
villes et des grands hôpitaux et si cependant les places
inoccupées ne sont pas là, il faut donc chercher les
disponibilités ailleurs et nous ne les pouvons trouver
que dans les petits hôpitaux, dont les places ne sont
pas recherchées d'une part parce que le secours hospitalier y est souvent insuffisant, de l'autre parce
qu'il est habituellement réservé à une population
limitée, que l'admission y est difficile, les ressources
financières faisant défaut et obligeant les Commissions
administratives à se montrer exigeantes.

Ces mêmes causes ont porté leurs effets sur l'assistance aux vieillards et aux infirmes ; ce sont les
gros chiffres d'hospices urbains qui ont élevé la moyenne des lits d'hospice, ce qui fait qu'en définitive,
les lits sont relativement plus insuffisants encore que
ceux d'hôpitaux dans les campagnes et que le secours
d'hospice y est considérablement limité. Aussi la
population rurale a recherché avidement le secours

d'hospice urbain et on sait les stratagèmes plus ou moins ingénieux des indigents ruraux pour arriver à en bénéficier avec une apparente légitimité.

Ainsi un courant intense de besoins, pour les deux catégories d'assistés, a multiplié l'assistance urbaine et rendu infructueux les secours des petits établissements. Répartition inégale, désastreuse, qui explique les non-emplois et fait apprécier le cercle vicieux dans lequel on tourne en n'envisageant l'assistance publique que par certains côtés et non dans son ensemble. Chaque localité, trop préoccupée de ses intérêts propres, conçoit une assistance pour elle seule et cherche, de bonne foi, sans doute, à la créer; elle poursuit un idéal irréalisable et son œuvre est d'avance condamnée à la stérilité. Il faut regarder un peu plus loin que le clocher, examiner la question largement, d'en haut; alors, la solidarité paraît indispensable ainsi que la nécessité d'une organisation générale et faite dans l'intérêt public. Si je voulais une preuve à l'appui de ce que j'avance, je la trouverais dans le remarquable rapport de M. Dreyfus-Brissac au Conseil supérieur au sujet de l'assistance médicale dans les campagnes; fait pour un sujet limité, il se termine dans les dernières pages et dans ses conclusions par tout un programme d'assistance publique.

Cette solidarité dans l'assistance dont le profit est général ne peut pas, à mon sens, céder la place à notre époque, aux idées étroites et mesquines nées des seuls intérêts locaux. Par le fait que les communes doivent se sentir obligées , en attendant que la loi formule et sanctionne cette obligation, de secourir leurs indigents, s'en suit-il qu'elles peuvent absolument donner au secours la formule qu'il leur convient d'adopter ? Doivent-elles avoir cette entière disposition et faut-il leur laisser toute latitude ? Je ne combats pas cette légalité morale et de fait qui met le genre de secours à distribuer à la disposition de celui qui paye et je ne prétends pas qu'il faille exercer une pression excessive sur des droits absolument naturels. Mais ne faut-il pas aussi éclairer les esprits, faire comprendre que ces moyens défectueux n'ont abouti à rien de bon et qu'ils ne peuvent donner, maintenant surtout, aucun profit. Ne voit-on pas, en effet, que le secours hospitalier grandi comme il est, magnifiquement compris dans les villes importantes, merveilleux dans ses résultats, est désirable et désiré. Il ne pourra pas perdre ce privilège ; il lui est assuré par son personnel d'élite qui, au prix de luttes pénibles et de travaux considérables, a fait de l'hôpital le domaine médical scientifique par excellence. L'indigent est soigné là par ce qu'on appelle les princes de la science, l'élite des praticiens ; on le sait et cette renommée s'est transmise un peu partout. Le paysan n'a pas échappé à cette notion ; quand il le peut, il sait bien se déranger pour faire appel à ce qu'il nomme *le grand médecin*, l'indigent ferait de même volontiers et loin d'avoir de la répulsion pour ce secours, il le désire et le recherche.

Cet ordre de choses doit non-seulement se maintenir, mais même s'accentuer. La médecine, la chirurgie, l'hygiène ne sont pas prêtes à arrêter le formidable progrès en avant qu'elles ont fait faire depuis quelques années à la pratique hospitalière et dont la population hospitalisée peut se réjouir à bon droit tout autant que ceux qui y ont travaillé.

Tel qu'il est, tel qu'il sera, le secours hospitalier des grands hôpitaux conservera donc sa légitime réputation, son attrait et les petits hôpitaux de campagne n'en continueront pas moins à rester privés de malades. L'obligation du secours communal ne pourra pas remédier à cela — c'est fatal.

Il n'en est pas de même pour le secours d'hospice, car dès l'instant où l'obligation donnera la possibilité du secours ailleurs qu'à la ville, il n'y aura pas d'intérêt contraire à mettre en jeu.

Le classement, faisant, des petits hôpitaux, des hospices et utilisant tous les lits pour les vieillards et les incurables, peut donc faire cesser cette répartition mauvaise des ressources hospitalières. Si tous ces vides étaient comblés, on verrait alors si réellement les hospices urbains sont insuffisants et s'il est utile de faire de nouvelles créations. Il est possible que quelques-unes soient nécessaires, mais alors c'est l'hospice à la campagne qu'il faut créer et dans la mesure étroite des besoins.

Ces créations s'imposeront par exemple, de suite, à quelques hôpitaux départementaux devant utiliser pour les besoins nouveaux, tous leurs locaux et toutes leurs disponibilités et qui, étant hôpitaux mixtes, abritent sous le même toit les deux services. La séparation immédiate augmentera leurs lits d'hôpitaux et leur donnera les ressources matérielles suffisantes pour les malades, mais pour subvenir aux secours d'hospice locaux, une création nouvelle, suburbaine ou rurale sera indispensable et elle devra être limitée à l'étendue des besoins.

D'un côté, ces créations ne seront pas en somme très nombreuses, de l'autre elles auront l'avantage d'être réalisables puisqu'elles incomberont aux établissements ayant des ressources personnelles et l'appui des gros budgets des villes et, elles augmenteront, à la fois et en réalité, les secours d'hospice et d'hôpitaux ; elles donneront au secours hospitalier, en général, tout son effet utile.

Le classement que je préconise a donc pour avantage de combler tous les lits vacants des petits hôpitaux actuels, et de faire cesser les vides constatés. En augmentant les lits d'hôpitaux, relativement plus nombreux et par endroits suffisants, on pourrait craindre un superflu plus grand et qu'il se produisît des vacances de ce côté ; mais dans une certaine mesure, elles sont nécessaires.

Il n'est pas bon qu'un hôpital soit rempli à ce point qu'il n'ait aucune salle de rechange, qu'il rende impossibles les réparations, les lavages, les désinfections que comportent au bout d'un certain temps, ou après une contamination passagère, les salles de malades.

Il faut aussi, à l'hôpital, prévoir au-delà du nécessaire absolu, soit à cause des petites épidémies locales, soit des travaux publics extraordinaires, etc., on doit donc faire la part de l'imprévu, avoir des rechanges, des lits inoccupés. Là, la dépense en matériel ne doit pas être considérée comme inutile et improductive, puisqu'elle sert à entretenir l'état hygiénique et sain de l'établissement et à garantir des contagions intérieures.

Il me semble donc, après avoir constaté le mal, en avoir apprécié la valeur aussi exacte que possible, en avoir enfin indiqué le remède. Je n'en entrevois guère d'autre pour modifier la mauvaise situation des temps présents, grosse de périls, puisque derrière elle, est, en somme, une affaire d'argent du plus haut intérêt. Ces lits inoccupés des petits établissements, c'est un capital de secours improductif, non seulement par les lits demeurés vides, mais par les frais généraux excessifs que n'en entraîne pas moins une installation faite en vue de besoins plus grands. Le personnel demeure nombreux, le prix de journée se maintient élevé sans profit et, par conséquent, c'est un gaspillage de l'argent absolument sacré qu'on appelle l'argent des pauvres.

La détermination exacte du domicile de secours avec ses obligations respectives, l'assistance médicale organisée dans les campagnes et le classement des établissements hospitaliers sont les trois piliers sur lesquels on peut asseoir une organisation solide, et ils sont, à mon avis, également indispensables pour faire l'édifice solide et durable. Je ne les isole pas, je ne les admets pas séparément et c'est pourquoi, malgré moi et un peu comme M. Dreyfus-Brissac, tout en ne voulant m'occuper que d'un point, j'ai été entrainé à effleurer les autres, sans les développer. Je m'en excuse, mais je tenais à indiquer nettement dans quelles conditions se présentait à mon esprit l'idée du classement des établissements hospitaliers et son rôle dans l'organisation de l'assistance publique.

Quelques questions la concernent très particulièrement, le personnel, le prix de journée; il me reste à les examiner pour achever l'étude que j'ai entreprise sur cette question.

PERSONNEL MÉDICAL

Il est important, on le conçoit, de traiter cette question ; le sort de l'assistance hospitalière, sans y être étroitement lié, en dépend cependant pour une grande part. La renommée des médecins appelés à y exercer leur art est de nature à attirer bien des malades à l'hôpital ou au contraire à les en éloigner selon qu'elle sera bonne ou mauvaise, et au point de vue moral de l'assistance , il faut qu'elle soit bonne. Le choix de ce personnel est souvent difficile et embarrassant. Le corps médical, dans plusieurs circonstances, a protesté contre la nomination des médecins des hôpitaux par les Commissions administratives ; on les déclare incompétentes à apprécier le mérite des candidats, faciles à se laisser influencer par des raisons de convenances, de relations ; on voit la faveur ouvrir une porte trop large à certains hommes lancés dans les luttes politiques, pour la fermer sans pitié à des médecins de valeur devenus pour un moment des adversaires électoraux ; dans ces récriminations, il y a beaucoup de vrai et on ne saurait évidemment absoudre tous les choix des Commissions administratives ; il y en a certainement de mauvais. D'un autre côté, il faut tenir compte des difficultés du recrutement de ce personnel, là où il est souvent clairsemé, là où il fait défaut même, les médecins ne briguant pas toujours le titre et la fonction de médecin d'hôpital et conservant pour une clientèle lucrative tous leurs moments.

On a souvent agité cette question et finalement on ne l'a pas résolue par la raison encore que la situation des établissements hospitaliers est absolument différente selon les espèces et que pourtant on s'est obstiné à chercher une formule unique, impossible à trouver, inapplicable en pratique. De guerre lasse, la dernière loi laisse aux Commissions administratives le soin du recrutement sans en expliquer les conditions, et elles font, à ce sujet, ce qui leur convient.

Si l'on n'arrive pas au classement désirable des établissements hospitaliers, il sera difficile, même en réclamant beaucoup, en émettant force vœux, de toucher à ce droit des Commissions administratives et toutes les propositions qu'on pourra faire à ce sujet, courent le risque d'un insuccès. Mais avec le classement, il n'en peut plus être de même, la solution de la question s'impose et l'on comprend qu'un

service important tel que celui d'un hôpital départemental exigera par exemple de bien autres garanties
de compétence et de savoir que celui d'un petit hôpital non subventionné ou d'un hospice rural. Dans
le premier cas, les Commissions administratives ré-
clameraient elles-mêmes une réforme et reculeraient
devant la responsabilité de la détermination à prendre
pour le choix du personnel. La preuve en est faite
déjà puisque dans toutes les grandes villes où se
trouvent des hôpitaux importants, c'est au concours
qu'on a remis le soin de faire une sélection parmi
les postulants.

C'est à ce mode, en effet, qu'il convient de donner
la préférence et nous exigerions ce procédé de recrutement en règle absolue pour tous les hôpitaux
départementaux. Ce concours aurait lieu selon les
vacances, au siège des facultés de médecine, et pour
répondre aux craintes exprimées de voir même là
se glisser la faveur et le népotisme, ce qui est possible
sans être toujours vrai, l'administration centrale pourrait s'y faire représenter et aurait ainsi action pour
faire taire les préférences possibles. Ce concours as-
surerait au vainqueur jusqu'à un âge déterminé la
complète possession de son service et le mettrait à
l'abri des fluctuations de sentiment des Commissions
administratives.

A l'hôpital départemental se limiterait le recrutement par le concours ; pour les autres hôpitaux

subventionnés ou non, et les hospices, j'adopterais
volontiers la proposition faite par l'association de
prévoyance des médecins des Vosges et formulée en
son nom par le Dr Lardier.

Un examen spécial, non pas un concours, pourrait être subi, dans des conditions déterminées, par
les docteurs en médecine ayant au moins trois ou
quatre ans d'exercice. Cette épreuve serait passée à
une faculté de médecine et devant un jury spécialement composé à cet effet. Le succès de l'examen
aurait pour conséquence l'obtention d'une sorte de
brevet ou du titre de médecin des hôpitaux ou de
l'assistance publique.

Seuls, les possesseurs de ce brevet seraient légale-
ment admis à former le personnel médical des hôpitaux et celui des suppléants ou adjoints des hôpitaux
départementaux. Les Commissions administratives
auraient donc à faire seulement un choix parmi des
praticiens reconnus également aptes à assurer le
service et on aurait mauvaise grâce, dans ce cas, à
ne pas les laisser libres de désigner ceux qui leur
paraîtraient, pour des considérations d'un autre ordre
que celles scientifiques, plus capables de fixer leurs
préférences. Dans tous les hôpitaux subventionnés
ou non, les adjoints deviendraient titulaires à l'an-
cienneté des services, les chefs de service résignant
leurs fonctions à un âge déterminé.

Ce recrutement aurait de grands avantages ; il ne

faut pas se dissimuler que dans le même département une certaine émulation existerait entre les médecins de cet ordre, car ce serait parmi eux que se produiraient les candidats au poste plus en vedette et plus considérable de chef de service à l'hôpital départemental. Pour arriver à cette fonction, il y aurait partout un zèle plus grand, un travail individuel plus considérable ; les qualités mêmes de ce personnel laborieux et distingué augmenteraient et les soins donnés aux malades qui lui seraient confiés n'en seraient que plus éclairés et plus fructueux.

Pour les hospices ruraux, à défaut de médecins brevetés pour lesquels la préférence serait imposée, les Commissions administratives choisiraient évidemment à leur gré et disons mieux, souvent elles n'auront même pas à choisir , tant les circonstances imposeront la désignation du médecin.

Avec le classement des hôpitaux, leur importance variable , le recrutement différent du personnel est donc justifié et le mode que nous proposons, après nos confrères des Vosges, nous semble d'une réalisation pratique. Le concours s'établissant, pour les postes départementaux entre médecins brévetés et ayant déjà consacré une partie de leur temps à la pratique , écartera de ce fait, les jeunes docteurs encore plongés dans les laboratoires et les cliniques des facultés. Ce stage pratique et professionnel leur fera un peu perdre des qualités brillantes qu'ils auraient pu apporter à un concours précoce, mais il leur donnera en échange, des notions nouvelles, indispensables pour bien remplir leurs fonctions de médecin hospitalier.

Le concours entre médecins brevetés fera les chances plus égales pour les concurrents, sans dimi· nuer la valeur des épreuves. Ce personnel médical, jeune, se pourvoira de bonne heure de ce diplôme complémentaire, et sûr, avec lui, de trouver dans l'exercice professionnel en province, une situation honorable et enviée, ne le fuira pas, au contraire, et apportera dans la pratique courante les idées nouvelles, le progrès et l'émulation. Les hôpitaux, ainsi pourvus, resteront, ce qu'ils doivent toujours être, les milieux essentiellement aptes aux études médicales et le niveau professionnel n'en fera que s'élever. C'est, en réalité, un service dont la population entière profitera et que lui aura accessoirement rendu l'organisation de l'assistance hospitalière.

Je ne veux pas m'occuper ici du personnel auxiliaire dont le rôle n'est qu'accessoire dans la question que j'étudie en ce moment, mais je veux ajouter seulement comme complément de ce qui concerne le personnel médical, que les hôpitaux départementaux et subventionnés devraient avoir *l'obligation* d'être pourvus d'un nombre suffisant d'internes. C'est déjà un usage répandu dans bien des hôpitaux et il importe de le généraliser. Il n'y a d'objection sérieuse à cette pratique que celle d'ordre financier, et elle n'a guère de force à côté des avantages qu'elle apporte à la bonne exécution des services. Les élèves, eux, rechercheront toujours des positions de ce genre, qui peuvent faciliter leurs études premières et où l'instruction pratique est considérable ; les conditions de ce recrutement d'internes, leurs relations avec les centres universitaires auxquels ils appartiennent, leurs rapports avec les Commissions administratives, sont choses faciles à régler par une entente commune des services intéressés.

PRIX DE JOURNÉE

Je désire dans l'organisation hospitalière que j'étudie, indiquer également l'importance à donner à la représentation fiscale de la journée de traitement et de quelle manière il faut l'envisager pour les hôpitaux classés.

Les hôpitaux ont, pour assurer leur existence ou plutôt celle des assistés, les dotations qui leur ont été faites et constituent leurs revenus propres, puis les subventions qui peuvent leur être allouées soit par les communes, soit par le département, enfin les recettes qui proviennent des journées des malades traités ; je laisse de côté, bien entendu, les autres recettes de natures diverses, provenant de quêtes, de droits divers et concessions, etc., qui ont aussi leur importance, cela va sans dire, mais ne dépendent pas d'une manière étroite de la gestion hospitalière elle-même.

Le domicile de secours, reconnu obligatoire et

devenu légal donne une importance capitale aux recettes provenant du remboursement des journées de
malades, puisque bon nombre de ces journées étaient
autrefois, disons même, sont encore, irrécouvrables
et constituent, au lieu d'une recette, une véritable
dépense pour l'hôpital. Avec l'obligation du secours
et la garantie financière de la commune, du département, de l'Etat, il n'en sera plus ainsi et chacun
paiera pour ses malades. Ce ne sera plus le budget
de l'hôpital qui fera seul les frais de l'assistance,
mais d'autres budgets, ce qui est évidemment plus
équitable.

Cette situation sera donc éminemment favorable
à l'administration des hôpitaux et dès lors, ce qui,
dans les budgets ordinaires actuels, ne constituait qu'un
apport médiocre, deviendra au contraire une recette
sensible et de nature à influencer grandement la
gestion financière.

Mais en prévision de cette recette, de l'obligation
pour chaque contractant d'acquitter ce prix de journée, celui-ci devra, cela va de soi, être débattu,
consenti et irrévocablement fixé de manière à préciser les droits et les devoirs de chacun. Comment
se fera cette entente ? la question est sans doute
secondaire, et il est peut-être prématuré d'émettre
un avis à son sujet ; toutefois, il est logique de
penser que les intéressés doivent être réunis et dé-
battre leurs droits respectifs dans une assemblée spé-

ciale comme un Conseil départemental d'assistance où l'Etat, le département, la commune, les établissements d'assistance seraient équitablement représentés.

Quoiqu'il en soit et laissant de côté, pour l'instant cette question intéressante, étudions seulement les bases générales sur lesquelles l'accord doit être fait pour la fixation du prix de journée. M. le professeur U. Trélat disait, dans une discussion sur la construction des hôpitaux à la Société de médecine publique : « Le tort des administrations est de traiter pour le même prix l'homme à qui on ampute la jambe, la femme qu'on accouche, et celui ou celle qui ont une simple bronchite. » Cette formule peint, très bien, avec sa brièveté, ce qu'est, dans l'habitude administrative, le prix de journée, uniforme, non seulement dans le même établissement pour tous les malades, mais encore également établi pour les établissements hospitaliers de toute nature d'un même département. Entre la variété, trop difficile d'exécution, je l'accorde, du professeur Trélat et l'unification rigoureuse de l'administration, il y a place pour des différences acceptables et pratiques.

Je n'insiste pas sur cette notion banale que le prix de journée augmente avec les frais généraux, cela est entendu ; M. Trélat vise quelque chose de bien plus spécial, le détail des frais que nécessitent les malades, frais qui sont variables à l'infini et qui augmentent ou diminuent selon la valeur de l'hôpital, c'est-à-dire son souci des applications immédiates des progrès scientifiques et de l'hygiène hospitalière la plus étendue.

Pansements coûteux, nourriture plus ou moins recherchée, médicaments ou appareils onéreux, tout cela varie pour chaque catégorie de malades et à plus forte raison entre le vieillard et l'infirme auxquels il ne faut qu'un abri et un peu de nourriture et le malade et le blessé pour lesquels l'art est obligé de déployer toutes ses ressources et toutes ses inventions. Le principe ne paraît pas discutable et tout le monde l'admet, les Commissions administratives les premières ; mais cependant on ne l'applique pas. Les raisons qu'on en donne, c'est que d'abord les malades payants, y compris ceux aux frais des administrations sont relativement peu nombreux, ensuite qu'il est difficile, dans les hôpitaux de médiocre importance de fixer rigoureusement le prix de revient de journée des différentes catégories de malades et d'infirmes. Ces objections ont assurément quelque fondement dans l'état actuel des choses et s'il devait toujours persister, peut-être n'insisterions-nous pas beaucoup sur ce sujet. Mais il n'en sera pas ainsi dans l'avenir, les remboursements deviendront la règle et la séparation des établissements rendra singulièrement plus facile la détermination rigoureuse du prix de revient. Dans le fonctionnement actuel de quelques établissements, importants, il est vrai, on peut trouver la preuve que cette fixation est possible et, se guider même, sur ce que certaines administrations bien outillées ont pu faire. J'ai précisément sous les yeux le compte-rendu moral publié pour 1887 par l'administration hospitalière d'une grande ville où les questions sanitaires et d'assistance sont particulièrement en honneur, j'ai nommé le Havre. Si on examine avec soin les états concernant l'étude du prix de journée, on s'émeut d'abord de l'aridité d'un travail aussi minutieux, mais en arrivant à l'état récapitulatif de toutes ces unités variables et longues à calculer, on comprend alors l'importance de tout ce soin et l'utile notion qui en découle. Il n'est pas sans intérêt de citer ces chiffres (*).

Prix de journée des malades civils adultes
                           de l'hospice.... 2,1875
                           de l'hôpital 3,1260

Malades militaires et marins 2,2440

Enfants malades 1,0865

Vieillards........................ 1,4345

(*) La Commission administrative ajoute, avec raison, ce qui ne se fait pas toujours, les intérêts à 5 o/o sur la valeur des bâtiments et du mobilier, ce qui augmente sensiblement les prix de revient et les porte pour l'hôpital du Havre aux chiffres suivants :
     Malades civils de l'hospice................ 2,5237
                de l'hôpital................. 4,1201
     Malades militaires et marins.............. 2,5802

Enfants de familles indigentes......... 0,7576
Enfants assistés de 0 à 12 ans, malades. 1,2203
        Id.   valides.. 0,8914
Enfants assistés de 12 à 21 ans, malades. 2,3070
        Id.   valides.. 1,6015
Maternité, adultes................... 5,2532
    Id.   enfants 1,8942

Et après ce travail, la Commission établit son prix de journée moyen qui est de 1,1982.

Cet exemple montre comment, si le prix moyen de journée dans un établissement de cette nature est de 1,20 par exemple et que sur cette base on établisse le prix payant en le majorant de quelques centimes, on peut arriver à de très mauvais résultats financiers, suivant le nombre des malades traités par catégorie, puisque ce prix majoré, réclamé par l'administration hospitalière, peut encore se trouver au-dessous du prix de revient réel. C'est ainsi que l'administration du Havre a été amenée, comme on en trouve

---

Enfants malades 1.4247
Vieillards................................ 1.7707
Enfants de familles indigentes............. 1.0938
Enfants assistés de 0 à 12 ans malades...... 1.5565
        id.   valides....... 1.2276
Enfants assistés de 12 à 21 ans malades...... 2.6432
        id.   valides....... 1.9377
Maternité — adultes 6.3073
    id.   adultes 2.9483

Avec ces données, on se rend compte de la valeur différente d'entretien des lits d'hôpital, d'hospice, d'enfants et de maternité.

la mention dans le même compte-rendu, à augmenter récemment les tarifs des malades payants. « Le prix payé actuellement, dit la Commission, dont la fixation remonte au 1ᵉʳ janvier 1876 ne couvre plus le montant réel des dépenses faites pour le traitement des malades ; il est donc juste de réclamer des personnes en situation de payer, le remboursement intégral des dépenses qu'elles occasionnent. » Le prix de journée demandé était alors de 2,25 pour les affections médicales, de 2,65 pour les affections chirurgicales et il a été porté à 2,65 pour les premières et à 2,80 pour les secondes.

La question est grave, on le voit, même actuellement et les administrations s'en émeuvent ; mais à plus forte raison, pour l'avenir, faut-il sur ces règles financières, ne pas laisser planer d'équivoque et établir d'une manière très précise la situation respective des intéressés.

Nous demandons que l'assistance hospitalière soit ouverte aux indigents ayant acquis le domicile de secours communal, départemental ou national et que, par contre, chaque administration responsable rembourse à l'établissement hospitalier les frais de maladie. Nous ne disons pas que l'hôpital doit spéculer sur l'assisté indigent, mais il ne nous paraît que juste qu'il réclame, comme payement, ce qu'il dépense pour lui. Pour le Havre, le travail de la Commission démontre que le prix moyen n'est pas, dans tous les

cas, un prix rémunérateur, loin de là. Si l'on re-
marque que ce prix moyen s'abaisse considérablement
par le fait de la fusion des services de toute nature
abrités dans l'hôpital-hospice, malades, vieillards,
enfants, etc., on le verra, par contre, s'élever d'autant que la séparation dans les hôpitaux et les hospices sera complète et que, par conséquent, le prix
de journée sera établi sur des catégories plus res-
treintes d'assistés. Dans ces conditions nouvelles,
convient-il vraiment d'établir un prix moyen? a-t-il
sa raison d'être et ne faut-il pas plutôt chercher à
déterminer des prix de catégories qu'on peut à la
rigueur pour la faculté des transactions réduire à
quatre par exemple sous la dénomination de service
médical, chirurgical, enfants, maternité? A coup sûr,
ce procédé serait infiniment plus équitable.

La conséquence forcée de cette façon d'agir serait
d'établir, nécessairement, des prix de journée variables selon les établissements. Dans les grandes
villes, par exemple, l'alimentation peut être chère et
les frais de toute nature considérables ; dans celles
moins populeuses, la vie plus facile va diminuer les
dépenses d'entretien ; ajoutons encore, certains établissements ont des revenus en nature assez importants, d'autres pas du tout ; tous ces éléments apportent une variété dans le prix de journée par catégorie
de malade et dans chaque établissement.

Si l'on songe que somme toute il ne s'agit que

d'un petit nombre d'établissements par département, cette variété ne présente pas de grands inconvénients. Il seront établis pour une période déterminée, connus par avance dans chaque commune. Il n'y aura donc de ce côté aucun imprévu et les budgets de l'assistance auront une base précise pour les dépenses hospitalières. Enfin, la commune, maîtresse de son choix, saura en se déterminant pour envoyer un malade à l'hôpital départemental plutôt qu'à tel autre, quelle obligation lui est faite. L'hôpital départemental, disons-le, d'avance, sera certainement plus onéreux pour chaque catégorie que les autres hôpitaux et de ce fait il est probable que son concours ne sera réclamé que pour des cas déterminés, exceptionnels, nécessitant des opérations difficiles ou une intervention particulière. D'où il n'est pas à craindre qu'il soit le centre hospitalier unique et encombré. Mais cette latitude de choisir entre des hôpitaux offrant des prix variés, va être, dira-t-on, une occasion de luttes ou de complications financières ? Ou bien, les hôpitaux chercheront à augmenter leurs tarifs et à exagérer leur prix de revient pour faire des bénéfices et s'assurer au moins, de n'éprouver aucun déficit dans leurs finances, ou bien pour accroître leur clientèle ils tendront à abaisser leurs prix ? Je ne redoute ni l'une ni l'autre de ces éventualités ; la première peut être facilement évitée parce que la fixation du prix de journée pour chaque période sera déterminée par un accord commun entre les intéressés et il faudra fournir par conséquent, les pièces à l'appui et justifier les demandes. Il sera donc difficile de commettre de grosses erreurs sur ce point. Baisser les prix, serait un acte d'administration plus que délicat et qui engagerait la responsabilité administrative ; la Commission qui proposerait des tarifs réduits, justifiât-elle sa détermination par des recettes extraordinaires permettant de combler le déficit prévu par les rabais, s'exposerait, si ces recettes venaient à faire défaut où n'étaient pas constantes, à des mésaventures trop fâcheuses pour qu'elle puisse s'engager dans une pareille voie. Il y a donc lieu de penser au contraire, que, dans chaque établissment, ces prix de revient seront rigoureusement établis et observés.

Néanmoins ils resteront différents. Hé bien, là on fera l'expérience pratique de la médecine chère et à bon marché et d'avance, je crois que cette expérience sera concluante.

Cette variété de prix peut servir même plus qu'on ne pense l'intérêt du malade lui-même et celui des administrations qui l'assistent. Une des choses redoutables dans l'assistance publique, c'est la maladie chronique, celle, qui, ayant épuisé les ressources thérapeutiques, guérit peu ou mal, amène des rechutes, laisse des organismes appauvris et ne donne que peu d'espoir d'obtenir une cure satisfaisante.

Ces malades chroniques font de longs séjours dans les hôpitaux et sont une grosse charge pour l'assistance; c'est inévitable; ces infortunés, ne peuvent souvent retrouver assez de vigueur pour faire un travail utile et mener de front le traitement et le labeur quotidien ; le chômage devient à certains moments nécessaire et quand l'indigence le commande et que l'assistance à domicile ne peut plus grand chose, c'est l'hôpital. A ces chroniques, cependant, ce ne sont plus, dans la plupart des cas, les grands traitements qui conviennent; l'intervention de l'art est bornée et le secours, aussi efficace que possible, peut se trouver dans des conditions relativement faciles à réaliser. A ceux-là, les hôpitaux dont les prix seront moindres, conviendront absolument. Les maladies graves, les cas chirurgicaux difficiles, au contraire, nécessitant une intervention active et complète, se trouveront bien des hôpitaux départementaux où sera réuni tout ce que l'art et la science peuvent donner de ressources. Le prix de journée y sera plus élevé, sans doute, qu'ailleurs, mais l'énergie du traitement, efficacement complété par tous les soins matériels, en faisant dans bien des cas, la guérison plus rapide, n'en rendra pas la dépense, au demeurant, plus forte pour l'assistance. Et l'assisté, plus tôt rendu à la vie de famille, au travail, à la société, n'aura pas été pour la collectivité une charge plus lourde dans ce cas que dans l'autre.

De cette façon, cette préoccupation naturelle, dont beaucoup d'excellents esprits sont hantés, d'utiliser le mieux possible, tous les lits hospitaliers, peut avoir sa réalisation, en laissant aux hôpitaux départementaux les grands malades, les affections graves, les opérations difficiles, les traitements laborieux et aux autres établissements le moins possible de tous ces cas, mais au contraire le plus qu'on pourra de chroniques et de petits malades. Il n'y a guère d'autre solution pratique de cette idée d'utilisation complète des lits hospitaliers et encore n'ai-je pas la prétention de croire que ce moyen sera absolument infaillible et pourra toujours s'accommoder des exigences spéciales.

Ce que j'ai dit de la façon de concevoir l'assistance hospitalière pour le traitement des malades, me permettra de ne pas insister longuement sur l'idée émise par l'honorable Dr Lardier sur les lits communaux, établis par des fondations ou des conventions spéciales dans des hôpitaux d'arrondissement ou intercommunaux. Ce moyen aurait trop évidemment les inconvénients qu'il faut combattre, savoir : la limitation des secours et l'immobilisation très probable d'un grand nombre de lits et au point de vue économique n'offrirait aucun avantage. Quant à obtenir des administrations hospitalières pour les malades indigents des communes, une diminution sur les prix de journée demandés aux malades ordi-

naires, je dois faire à cette proposition du Dr Lardier
cette objection que, si, dans les conditions nouvelles
dont je parle en ce moment, les Commissions administratives majorent leurs prix de revient pour les
malades payants, ordinaires, non indigents par conséquent, elles offriront certainement aux communes,
au département, à l'Etat, des prix de journée infé-
rieurs à ceux-ci ; à la rigueur, elles pourront traiter
pour les prix de revient et par conséquent n'auront
sur tous ces assistés, de cette manière, aucun bénéfice. Leur demander plus serait impossible. Pourrait-
il exister dans ces cas, entre les communes très
pauvres et le département, certaines conventions
particulières, cela est possible. Mais si les communes,
ayant à pourvoir aux charges de l'assistance à domicile, ne peuvent donner qu'une contribution un
peu réduite à l'assistance hospitalière, la situation
n'est plus du tout la même pour le département
et l'Etat et j'accorde volontiers qu'ils devraient payer
au-delà du prix de revient et accepter un tarif se
rapprochant davantage du prix demandé aux malades
non indigents. C'est le moyen, sans créer une allocation régulière, annuelle, d'apporter une subvention
proportionnelle aux dépenses de l'hôpital et aux services rendus, et c'est comme je l'ai dit, dans cette
idée que j'ai donné ce titre d'hôpitaux subventionnés
à la catégorie d'établissements susceptibles de recevoir une plus grosse part de cette allocation en y

affectant de préférence les assistés du département et de l'Etat.

De même les hospices, ruraux ou autres, recevront une partie des assistés départementaux et nationaux et de ce chef, touchant des prix de journée de présence, seront indemnisés dans une certaine mesure. En un mot, la répartition des sommes affectées aux dépenses de l'assistance départementale sera faite entre les établissements, proportionnellement au nombre même des assistés. Ces parts contributives seront loin d'enrichir les établissements, cela va de soi, et ce remboursement de dépenses, tout en leur venant en aide ne leur fera pas un pécule considérable. Mais les budgets seront mieux établis et les dépenses équitablement réparties.

Désormais, chaque commune ayant à pourvoir à la charge totale de l'assistance pour ses indigents, veillera, à ce qu'elle ne soit pas excessive. Elle aura à surveiller attentivement l'établissement de sa liste d'indigents, à étendre le secours à domicile et à ne faire de l'assistance hospitalière qu'une exception. Mais pour mener à bien cette pondération dans les secours, tout en leur donnant toute l'efficacité désirable, ne sent-on pas combien il serait utile qu'il n'y ait dans chaque commune qu'une seule action dirigeante. Je n'en veux pas dire trop long sur ce sujet, ce serait entreprendre l'étude du bureau d'assistance et du secours à domicile et la question est trop intéressaute et trop actuelle pour qu'elle soit seulement effleurée ; elle mérite d'être traitée dans son ensemble. Ces idées d'union dans les services de la bienfaisance ne sont pas neuves, et on les retrouve à tous les temps où l'assistance a été étudiée à fond.

M. de Gerando, dans son beau livre de la *Bienfaisance publique*, commence ainsi le chapitre consacré à l'organisation des secours publics :

« Considérée dans son ensemble, cette organisation réclame l'harmonie et l'unité, fondement de l'harmonie. Dans ses services, elle demande deux sortes d'instruments : des ressources économiques, c'est-à-dire des fonds pour la dépense, des personnes qui lui servent de ministres, soit en titre, soit en auxiliaires...... — Les diverses branches de la bienfaisance publique composent un même service, dépendent les unes des autres. Elles doivent se correspondre, se servir de complément réciproque; il faut éviter qu'elles ne laissent des lacunes, qu'elles ne fassent double emploi. Les secours qui rémédient sont subordonnés à ceux qui préservent ; le bienfait de l'hospitalité, au mérite et à l'étendue des secours à domicile. Le bien qui s'opère, les abus qui ont lieu réagissent tantôt par voie de conséquences, tantôt par l'imitation des exemples. »

Pensons-nous autrement aujourd'hui ? Voulons-nous réaliser autre chose ? Nous n'avons pas, on le voit, le mérite d'inventer une nouvelle conception de l'assistance. M. de Gerando ajoutait à son rapide programme :

« Pour atteindre son but, cette organisation aura beaucoup de réformes à opérer, des progrès à faire, comment obtenir les améliorations désirables ? »

C'est à cette tâche dernière qu'il faut s'atteler et y apporter toutes ses forces.

RÉSUMÉ

J'arrive au terme de cette étude et je crois bon de résumer en quelques mots cette organisation hospitalière dont les deux points principaux sont le classement des hôpitaux et la séparation complète des hospices et des hôpitaux.

Le classement dont l'utilité est manifeste, quand on veut donner au secours hospitalier tout son effet, comporte dans chaque département :

1° L'hôpital départemental, le plus complet, le mieux outillé de tous, possédant un personnel médical éprouvé, nommé au concours, ouvert à tous les malades graves, à toutes les opérations importantes. Là, il est fait une large place à tous les services : maternité, enfants, contagieux, syphilitiques, aliénés en observations, etc., et dans des conditions convenables pour pouvoir répondre aux besoins de tous les points du territoire ;

2° L'hôpital subventionné représentant les mêmes

conditions d'installation et de répartition des services, mais à un degré d'importance moindre, et possédant moins de ressources financières et matérielles ; son personnel médical est choisi par les Commissions administratives parmi les médecins pourvus du titre de médecin des hôpitaux ou de l'assistance ;

L'un et l'autre ont le privilége de recevoir de préférence les malades assistés par le département et l'Etat et touchent de ce chef une subvention par un remboursement rémunérateur du prix des journées de traitement ;

3° L'hôpital non subventionné, tout en conservant d'une manière absolue, le caractère distinctif de tout hôpital, c'est-à-dire de n'être consacré qu'aux malades et d'avoir pour les différents services des installations nécessaires, n'offre plus qu'une importance secondaire, mais dont le minimum doit être fixé à 80 ou 100 lits. Son personnel doit être choisi comme celui de l'hôpital subventionné.

Au-dessous de cette limite, l'hôpital cesse, l'hospice paraît.

Il n'y a pas de catégories d'hospice. Il sera rural de préférence et pourra avoir une importance variable. Les hospices urbains existants peuvent être conservés si des constructions isolées et spéciales leur sont affectées. Là où des bâtiments sont communs, la séparation doit être effectuée et des hospices suburbains ou ruraux créés.

Il n'y a pas d'hospice subventionné ; ils peuvent tous également recevoir les assistés du département et de l'Etat.

Les prix de journée sont établis pour chaque établissement et pour une période déterminée ; pour l'hôpital ils sont fixés par catégories : fiévreux, blessés, maternité, enfant; pour l'hospice, par établissement seulement.

Une commission spéciale débat les conventions à établir entre les hôpitaux et hospices du département pour le remboursement des prix de journée à la charge des communes, du département et de l'Etat.

Cette commission pourra être un Conseil départemental d'assistance publique, composé des délégués des services intéressés, centralisant les documents concernant l'assistance dans le département, assistant l'administration dans des cas particuliers ou pour des besoins imprévus, réglant les contestations entre les établissements hospitaliers, facilitant la répartition des malades et infirmes, etc. Elle n'a pas de charge administrative, celle-ci demeurant exclusivement entre les mains des Commissions administratives pour les hôpitaux, des bureaux d'assistance pour les autres cas.

Tels sont les points principaux de cette organisation qui pourra ne point apparaître, cela va sans dire, à tous les yeux, aussi parfaite qu'aux miens. Je n'ai pas la prétention ridicule d'échapper à la critique et je ne la redoute nullement, en ce sens que c'est, à mon avis, de ce contact des idées que doit naître le progrès et je le désire avant tout. Ne pas rester à piétiner sur place, ne pas tourner continuellement dans le même cercle, ne pas conserver une assistance embryonnaire ne reposant que sur la charité possible des uns et la philanthropie des autres, voilà avant tout ce qu'il faut et le meilleur moyen pour arriver est encore de réveiller l'esprit public, de susciter des idées nouvelles, de les lancer par les chemins. L'heure est bonne, le temps propice.

J'ai songé seulement à accomplir un devoir, en apportant mon expérience personnelle et ma modeste participation à l'œuvre commune à laquelle beaucoup d'hommes dévoués et expérimentés travaillent en ce moment.

TABLE DES MATIÈRES

www.ingramcontent.com/pod-product-compliance
Ingram Content Group UK Ltd.
Pitfield, Milton Keynes, MK11 3LW, UK
UKHW020839120726
13693UKWH00002B/738